# DIE GEGENWÄRTIGEN STRÖMUNGEN IN DER PSYCHIATRIE

FÜNF VORTRÄGE

VON

## OSWALD BUMKE

IN MÜNCHEN

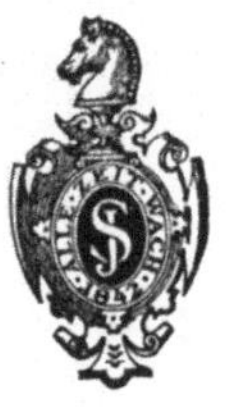

BERLIN

VERLAG VON JULIUS SPRINGER

1928

ISBN-13: 978-3-642-89590-6          e-ISBN-13: 978-3-642-91446-1
DOI: 10.1007/978-3-642-91446-1

# Vorwort.

Die nachstehenden Vorträge sind im Laufe der letzten drei Jahre so häufig von mir verlangt worden, daß ich längst keine Sonderabdrucke mehr besitze. Ich lasse sie jetzt noch einmal in einem Heft zusammenfassen, weil sie m. E. erst in ihrer Gesamtheit ein Bild von den gegenwärtigen Strömungen in der Psychiatrie zu geben vermögen.

München, Mai 1928.

Oswald Bumke.

# Inhaltsverzeichnis.


Über die gegenwärtigen Strömungen in der klinischen
Psychiatrie . . . . . . . . . . . . . . . . . . . . . . 5
Emil Kraepelin †. . . . . . . . . . . . . . . . . . . 31
50 Jahre Psychiatrie . . . . . . . . . . . . . . . . . 40
Die Revision der Neurosenfrage . . . . . . . . . . . 56
Über die seelische Behandlung kranker Menschen . . 76

# Über die gegenwärtigen Strömungen in der klinischen Psychiatrie[1].

Die Aufgabe, die zu einer gegebenen Zeit in einer Wissenschaft herrschenden Strömungen aufzuzeigen, zerfällt ihrer Natur nach in einen engeren und einen weiteren Teil. Diese Strömungen werden auf die geschichtlichen Quellen des eigenen Faches zurückgeführt und als die organische Folge früherer wissenschaftlicher Bewegungen dargestellt werden müssen; aber sie werden zugleich aus den allgemeinen Zuflüssen abzuleiten sein, die zu jeder Zeit — wenn auch oft ohne Wissen der Spezialforscher — den Gang aller Einzelwissenschaften entscheidend bestimmen.

Als die Psychiatrie anfing, eine Wissenschaft zu werden, eine Wissenschaft von der Art, wie sie die meisten von uns auch heute noch in ihr sehen: ein Teil der Medizin und damit der Naturwissenschaft, da stand die naturwissenschaftliche Forschung im Zeichen des Darwinismus. Materialistische Auffassungen waren es, die das allgemeine Denken beherrschten. Wir wissen, wie sich diese Auffassungen in den Köpfen medizinischer Forscher nicht bloß zu einer bestimmten Lösung des Leib-Seele-Problems, sondern zugleich zu recht mechanistischen Vorstellungen über die Psyche selber verdichtet haben. Der Einfluß Darwins hat aber überdies in

---

[1] Referat, erstattet in der gemeinsamen Sitzung des Deutschen Vereins für Psychiatrie und der Gesellschaft Deutscher Nervenärzte in Innsbruck am 25. September 1924. (Münch. med. Wochenschr. 1924, Nr. 46, S. 1595 bis 1599.)

die Psychiatrie wie in andere medizinische Fächer Gedankengänge eingeführt, die bis in die neueste Zeit wiederholt zu
werden pflegen, wenn sie auch nicht immer erneut auf ihren
wahren Gehalt geprüft worden sind. Die dem menschlichen
Nervensystem eigentümlichen Reaktionsweisen werden als
der ererbte Niederschlag aus dem Erleben zahlreicher Geschlechter, bestimmte krankhafte Symptome als die Über-
bleibsel stammesgeschichtlich uralter Schutzeinrichtungen,
als Enthemmung ursprünglicher Trieb- und Willensrichtungen
oder als Rückfall in archaisch-primitive Denkformen auf-
gefaßt, und viele, wenn nicht alle, angeborenen und in früher
Jugend hervorgetretenen Krankheitszustände endlich werden
als Infantilismen betrachtet, als ein Verharren auf früheren, von der Menschheit im ganzen längst überholten Entwicklungsstufen gedeutet. Bei anderen Krankheitszuständen
wird, allen entgegenstehenden Ergebnissen der Biologie zum
Trotz, auch heute noch an eine Vererbung im Einzelleben
erworbener Eigenschaften oder, was mir persönlich viel
annehmbarer erscheint, an die Wirkung einer unzweckmäßi-
gen Selektion gedacht, und diese Krankheitszustände selbst
werden somit für Entartungserscheinungen erklärt. Für
sie pflegt man dann die Zivilisation verantwortlich zu machen;
unsere gesellschaftlichen Zustände sollen die natürliche Welt-
ordnung, so wie sie sich etwa Haeckel dachte, dauernd
durchbrechen und stören und damit die im ganzen aufwärts
gerichtete Entwicklung der Menschheit vorübergehend stets
von neuem behindern.

Für den Historiker, der die geistigen Strömungen nicht
nur unseres Faches, sondern unserer Zeit später rückläufig
betrachten sollte, wird es gewiß von Reiz sein, festzustellen,
wie diese darwinistischen, materialistischen und mechanistischen Auffassungen etwa von der Wende des Jahrhunderts
an in zunehmendem Maße durch metaphysisch-roman-

tische Elemente verdrängt oder wenigstens mit ihnen durchflochten worden sind. Durchflochten und durchsetzt; denn nicht immer tritt die metaphysische Einstellung im bewußten Gegensatz zur materialistischen auf; nicht überall erscheint sie als einer der in jeder wissenschaftlichen Entwicklung unvermeidlichen Pendelschläge, sondern oft genug werden materialistische und übersinnliche Gedanken neben und durcheinander gedacht. Namentlich seit dem Kriege, nach dessen unglücklichem Ausgang sich so viele Jüngere von allen bisherigen Denk- und Arbeitsgewohnheiten abgewandt haben, hat sich das romantische Denken so schnell ausgebreitet, daß nicht allen Köpfen die Zeit blieb, ihm durch Überwindung des Materialismus auch Platz zu schaffen. Freilich die Mystik, die eine solche Synthese auch nur vorübergehend zuläßt, ist selbst von recht eigener Art: ideenarm und trocken, ohne Schwung, ohne Kraft und ohne Glauben an sich selbst, erscheint sie hoffnungslos unfruchtbar; es ist die Mystik, die keinen religiösen Gedanken, keinen großen Metaphysiker und keinen genialen Künstler hervorzubringen vermag, dafür aber ein Heer von Medien und Telepathen neben etlichen rechnenden Tieren ernährt; die Metapsychologie, die den Materialismus anscheinend nur deshalb bekämpft, um selber bei den Materialisationen zu enden; und die Metaphysik, die, trotz aller gesuchten Dunkelheit ihrer Sprache, einen schulmeisterlich-rationalistischen Kern so schlecht verbirgt, daß man vielleicht schon heute sagen kann, sie wird sich eines Tages als der Auftakt zu einer neuen Aufklärung entpuppen.

Man wird nicht leugnen dürfen, daß sich die Vereinigung von grob materialistischen und recht rohen romantischen Vorstellungen auch in der psychologischen und psychiatrischen Literatur unserer Tage nachweisen läßt, ja daß sie gerade hier gelegentlich Formen angenommen hat, die sich durch den bei uns Medizinern nun einmal herkömmlichen

Mangel an philosophischer Bildung wohl erklären, aber nicht entschuldigen lassen. Phantastische psychologische Deutungsversuche, telepathische, spiritistische und hirnmythologische Behauptungen — mögen sie unter Mißbrauch von Husserls Namen phänomenologisch aufgemacht sein oder nicht — werden aufgestellt; die heterogensten Betrachtungsweisen — naturwissenschaftliche, künstlerische und philosophische — werden in Veröffentlichungen rein literarischer Färbung durcheinandergeworfen, und wenn jemand durch dieses Gestrüpp von Worten doch hindurchzudringen versucht, so wird er mit der Erklärung zurückgewiesen, daß die Ergebnisse durch „Innenschau" gefunden worden wären, mit naturwissenschaftlichen oder auch mit logischen Beweismitteln also nicht widerlegt werden könnten. Hier ist der Punkt, an dem sich die Geister scheiden: für den, dem sich Wissenschaft ohne exakte logische Beweisführung nicht denken läßt, gibt es keine Brücke zu jenen, die wissenschaftliche Ergebnisse mit den Mitteln religiöser Propheten zu finden vermeinen.

Angesichts dieser Verwirrung ist es an sich durchaus zu begrüßen, daß sich in den letzten zwei Jahrzehnten mit zunehmender Stärke das Bestreben geltend macht, die Grenzen der psychiatrischen Forschung erkenntniskritisch abzustecken und ihre methodischen Grundlagen erneut durchzudenken.

Es ist ja sicher, daß die Sonder- und Doppelstellung, die die bald psychischen, bald körperlichen Symptome der Geisteskrankheiten nun einmal besitzen, und daß die besondere Dringlichkeit, mit der die Frage: Körper und Geist gerade uns Psychiatern immer wieder entgegentritt, ein besonders hohes Maß von begrifflicher Klarheit verlangen. Wir wissen, wie viel wir namentlich Jaspers[1] in dieser Hinsicht

---

[1] Vgl. namentlich Allg. Psychopathologie. 3. Aufl. Berlin: Julius Springer 1923.

verdanken, aber man darf wohl ohne Übertreibung sagen, daß auch heute noch viele Begriffe, mit denen wir täglich in voller Harmlosigkeit arbeiten, eine gründliche kritische Läuterung dringend nötig haben. Nur eines wird keine Arbeit dieser Art jemals vergessen dürfen: daß nämlich die Psychiatrie — ich zitiere jetzt den Philosophen Hönigswald[1] — „dem methodischen Sinn ihrer Fragestellung, der Struktur ihrer Begriffsbildung und Begriffsgliederung nach Naturwissenschaft ist", und daß sich selbst die Psychologie, wohin man sie auch sonst rechnen mag, „von jeder Rücksicht auf physiologische Aufgaben", „grundsätzlich und in der ganzen Ausdehnung ihres Problemkreises" niemals wird freimachen können. Das ist in letzter Zeit gelegentlich allzusehr vergessen worden. Allen Ernstes hat man versucht, die Psychiatrie aus der Gesamtmedizin herauszulösen und als Zweig der Geisteswissenschaften neu zu begründen. Man wird hier nicht zu sagen brauchen, daß dieser Versuch von Grund aus verfehlt ist; wir brauchen uns nur vorzustellen, daß uns jede Einstellung auf das Gehirn und den sonstigen Körper und daß uns jede Anwendung anatomischer, neurologischer und serologischer Arbeitsweisen schon vor hundert Jahren mit ähnlicher Entschiedenheit verboten worden wäre wie jetzt: wir würden dann selbst von der Paralyse noch weniger wissen als etwa von den Schizophrenien. Die „reine Psychiatrie" wäre nicht bloß praktisch, sondern auch wissenschaftlich ebenso unmöglich wie etwa die innere Medizin als bloßer Zweig der Chemie oder die Ophthalmologie als reiner Teil der Physik.

Der Humor von der Sache ist, daß viele von diesen philosophierenden Auswüchsen sowohl wie manche Entgleisungen der Hirnmythologie und der Psychoanalyse in letzter Linie auf einem Mißverständnis beruhen. Sie berufen sich alle auf

---

[1] Die Grundlagen der Denkpsychologie. München: Reinhardt 1921.

Husserls Phänomenologie. Daß gerade Husserl[1] der Naturwissenschaft dringend empfiehlt, „die Grenzen der dogmatischen Forschung gegenüber von kritizistischen Fragestellungen abzuschließen" und sich durch „erkenntnistheoretische Vorurteile, über deren Recht oder Unrecht die Philosophie zu entscheiben habe", im Gang ihrer Forschungen nicht hemmen zu lassen, wird dabei ebenso übersehen, wie Husserls mehrfach abgegebene Erklärung, „daß die reine Phänomenologie nicht Psychologie ist"; „daß nicht zufällige Gebietsabgrenzungen und Terminologien, sondern prinzipielle Gründe es ausschließen, daß sie der Psychologie zugerechnet werde; daß endlich die Psychologie eine Erfahrungswissenschaft, eine Wissenschaft von Tatsachen, von Realitäten, daß dagegen die Phänomenologie eine Wissenschaft ist, die ausschließlich „Wesenserkenntnisse" feststellen wolle und „durchaus keine Tatsachen".

Wenn man also heute in der Psychologie und Psychiatrie von phänomenologischer Forschung spricht, so kann das zwei ganz verschiedene Dinge bedeuten: entweder eine philosophische Fundierung der Psychologie, die, an sich wohl notwendig und erwünscht, von der psychologischen und psychiatrischen Tatsachenforschung gerade nach Husserl nicht abgewartet zu werden braucht; oder aber etwas, was mit Husserls Phänomenologie wirklich nur den Namen gemein hat: das für uns heute wieder selbstverständliche Bestreben nämlich, zunächst zu erfahren, was ist, was sich in der Psyche von Gesunden und Kranken denn eigentlich abspielt. Das ist die Phänomenologie, die so viele von uns mit Bewußtsein treiben, und die insbesondere Jaspers auch systematisch zu begründen gesucht hat. Sie bedeutet selbstverständlich keine grundsätzlich neue Rich-

---

[1] Ideen zu einer reinen Phänomenologie und phänomenologischen Philosophie. Halle a. S.: Niemeyer 1913.

tung, und wenn man in letzter Zeit doch nach einem neuen
Namen für sie gesucht hat, so lag dem lediglich das Bedürfnis zugrunde, die heute in der Psychiatrie herrschenden
psychologischen Strömungen von früheren abzugrenzen,
von denen sie sich nun allerdings in weitgehender Weise
unterscheiden. Es ist ja doch wohl das, was die Psychiatrie
von heute am meisten kennzeichnet: eine ganz bestimmte
psychologische Einstellung, die übrigens wieder nicht
unserem Fach allein, sondern unserer ganzen wissenschaftlichen Epoche zukommt. Von einer psychologischen Richtung in der Psychiatrie hätte man vor einem Menschenalter
auch sprechen können. Aber die Psychologie von damals —
auch sie war eine notwendige Phase in der Entwicklung
unserer Wissenschaft, denn erst sie hat die psychologische
Spekulation überwunden — hat uns in ihren praktischen
Ergebnissen bitter enttäuscht. Wir glauben heute nicht mehr
daran, daß man die menschliche Psyche auseinandernehmen
könne wie eine Uhr, und wir glauben an keine psychologische
Methode, die nichts so ängstlich vermied wie jede Berührung
mit dem Seelischen selbst. So ist die experimentelle
physiologische Psychologie aus den psychiatrischen
Kliniken so gut wie ganz verschwunden. An ihre Stelle aber
ist eine Psychologie der Zusammenhänge getreten,
eine Psychologie[1], die, befreit von allem Ballast der Hirnmythologie und der herkömmlichen Atomisierung der Seele,
komplexe seelische Vorgänge bei Gesunden und Kranken zunächst einmal in möglichst reiner Gestalt kennen
lernen, dann aber nicht zerpflücken, sondern als Ganzes
begreifen und aus ihren seelischen Voraussetzungen ableiten will; eine Psychologie, die darum Temperament und

---

[1] Vgl. Bumke: Neuere Methoden in der Psychologie. Vorträge über
Psychologie; herausgegeben von C. Adam. Jena: Fischer 1921. Und:
Psychologie und Psychiatrie. Klin. Wochenschr. Bd. 1, S. 261.

Charakter, Einstellung und Reaktionsfähigkeit, Milieu und Erlebnis in den Vordergrund ihrer Betrachtungen rückt; die nicht blutleere, abstrakte Schemata, sondern lebendige Menschen hinzustellen versucht und die deshalb auf die Beobachtung jener seelischen Vorgänge, die uns das tägliche Leben bietet, ebensowenig hochmütig verzichtet wie auf die psychologischen Weisheiten, die gute Menschenkenner zu allen Zeiten und in literarischen Erzeugnissen aller Art niedergelegt haben. Diese Psychologie ist es, die heute die Psychiatrie beherrscht; auch hier registriert sie nicht bloß, was sie sieht, referiert nicht mehr einen Wahn, sondern sucht die oft vielfach verzweigten Wurzeln seiner Entstehung auf. Sie hält sich dabei auch nicht bloß an den äußeren Schein und nicht nur an das, was Gesunde und Kranke uns mitzuteilen für gut befinden. Auch in jene dunkeln Zusammenhänge des seelischen Lebens versucht sie einzudringen, die die Wissenschaft bis vor gar nicht langer Zeit entweder bestritt oder hinter dem Schlagwort des unbewußten seelischen Geschehens[1] verbarg.

Es ist klar, daß der Versuch, in diese Tiefen der Seele wissenschaftlich einzudringen, mit ungemein großen Schwierigkeiten zu rechnen hat und daß er Gefahren in sich birgt. Kraepelin[2] hat schon auf die Fehlerquellen hingewiesen, die der dichterischen Nachschöpfung der bei Kranken sich abspielenden seelischen Vorgänge notwendig anhaften müssen. Ich leugne diese Gefahren nicht, aber ich möchte doch betonen, daß eine Psychopathologie, die auf solche Nachschöpfungen ganz verzichten wollte, sich selber aufgeben müßte. Eine Psychologie, die alles Subjektive ausschiede, würde ihren eigenen Inhalt erdrosseln. Die einfache Fest-

---

[1] Vgl. Bumke: Das Unterbewußtsein. Berlin: Julius Springer 1922.
[2] Die Erscheinungen des Irreseins. Zeitschr. f. d. ges. Neurol. u. Psychiatrie Bd. 62, S. 1. 1920.

stellung, daß ein Kranker nicht bloß schweigt und sich langsam bewegt, sondern daß er traurig ist, enthält ja doch auch schon ein subjektives Urteil, und zwischen ihr und der Darstellung des sensitiven Beziehungswahns durch Kretschmer z. B. besteht methodisch lediglich ein quantitativer Unterschied. Wir haben ja auch niemals auf diese Methode verzichtet. Man kann ruhig zugeben, die scharfsinnigen Bemerkungen über psychopathologische Zustände sowohl, die uns bei Wernicke immer wieder erfreuen, wie die großen psychischen Krankheitsbilder, die wir Kraepelin verdanken, sind auf ganz die gleiche Weise entstanden. Weder mit den hirnmechanischen Vorstellungen von Wernicke noch mit Wundts Apperzeptionspsychologie haben sie das geringste zu tun. Was an ihnen wahr ist, und was bleiben wird, verdanken wir der unmittelbaren psychologischen Beobachtung und der Fähigkeit, diese Beobachtungen künstlerisch lebendig zu gestalten.

Ich selbst sehe die Gefahren der augenblicklichen psychologischen Richtung auch im wesentlichen auf anderen Gebieten. Es ist kein Zweifel, daß die Beziehungen zur Psychologie des täglichen Lebens nicht bloß, sondern auch zu der der Dichter und Schriftsteller viele Unberufene zu rein literarischen Leistungen verführt haben, die in anatomisch oder neurologisch eingestellten Zeiten selbstverständlich unmöglich gewesen wären. Die Dornenhecke mühevoller Arbeit, die wissenschaftliche Anfänger sonst durchdringen müssen, scheint hier zu fehlen oder, richtiger gesagt, sie ist so wenig sichtbar, daß Unglücksfälle beim Versuch, sie zu durchschreiten, deshalb nicht immer vermieden werden. Fehler dieser Art berichtigen sich aber im Laufe der weiteren Entwicklung von selbst. Um so bedenklicher erscheint mir eine andere Gefahr, die gerade in der letzten Zeit — wie übrigens zu Moebius' Zeiten schon einmal — wieder dringend geworden ist: daß nämlich eine Psychologie, die von pathologischen Fällen ausgeht, um von hier in das Gesunde vorzudringen, allzu leicht normale Reaktionen zu krankhaften und den gesunden Menschen zu einem Psychopathen verfälscht. Wenn man die Entwicklung verfolgt, die das Schizoid z. B. in den letzten Jahren genommen hat, so wird man doch zugeben müssen, daß bei immer weiterer Verdünnung das Pathologische schließlich vollkommen verschwunden und nur noch allgemein menschliche Eigentümlichkeiten übriggeblieben sind.

So liegt die Gefahr der modernen psychologischen Richtung in der Psychiatrie nach meiner Überzeugung viel weniger in der Feststellung der Tatsachen als in den Schlüssen, die aus diesen Tatsachen gezogen werden. Ich selbst habe seit Jahren[1] als ein wesentliches Kriterium der funktionellen Psychosen und der psychopathischen Konstitutionen das hervorgehoben, daß der Gesunde alle diese krankhaften Zustände immer nacherleben könne, und Jaspers[2] hat dann den grundsätzlichen Unterschied zwischen diesen „verständlichen" und den kausalen Zusammenhängen betont. Aber was für die paranoischen Entwicklungen, für psychogene Reaktionen und für die hysterische Konstitution z. B. gilt, gilt nach meinem Dafürhalten nicht für die Paralyse und nicht für die Schizophrenien. Gewiß werden wir den paralytischen Größenwahn auf das Zusammentreffen von Urteilsschwäche und Euphorie zurückführen oder gewisse

---

[1] Über die Umgrenzung des manisch-depressiven Irreseins. Gaupps Zentralbl. N. F. 1909, S. 20. — Zur Frage der funktionellen Psychosen. Fortschr. d. naturwissensch. Forsch. Bd. 6. Berlin und Wien: Urban & Schwarzenberg 1912.

[2] Kausale und verständliche Zusammenhänge zwischen Schicksal und Psychose bei der Dementia praecox. Zeitschr. f. d. ges. Neurol. u. Psychiatrie Bd. 14, S. 158. 1913; Allg. Psychopathol. 3. Aufl. Berlin: Julius Springer 1923.

senile Denkstörungen nach dem Vorgang von A. Pick näher
analysieren dürfen; und ebenso sicher war es ein bedeutender
Fortschritt, als Bleuler in seiner meisterhaften Darstellung
der Dementia praecox in den verworrenen Äußerungen schizophrener Kranker sowohl wie hinter ihren Wahnbildungen
eine bestimmte Art formaler Denkstörung erkannte. Aber
das ist erklärende und nicht verstehende Psychologie;
psychologische Deutungen jedoch, die sich in paralytische
und schizophrene Menschen „einzufühlen" versuchen,
setzen m. E. einen Denkfehler voraus. Unmöglich kann
man denselben Zustand auf einen groben und — psychologisch betrachtet — sinnlosen Eingriff in die Unversehrt-
heit des Nervensystems zurückführen und gleichzeitig aus
gewissen normal-psychologischen Voraussetzungen ableiten
wollen.

Deutungen und nicht Tatsachen sind es auch, die wir, die
Gegner, bei der Psychoanalyse bestreiten. Das muß, angesichts gewisser Bemerkungen polemischer Art, nach meinem Dafürhalten immer wieder betont werden. Was die
Kranken sagen und tun, und was psychoanalytisch eingestellte Ärzte über ihr Verhalten berichten, das hat noch
niemand bestritten. Aber, daß der eigentliche Sinn des
Geschlechtsaktes in der Absicht des Mannes beruhe, in
den Mutterleib zurückzukehren, oder daß der Zahn eigentlich ein Urpenis[1] sei, das folgt aus diesen Tatsachen nicht.
Nun hat Schilder[2] neuerdings gemeint, man könne Tatsachen und Ergebnisse nicht auf logischem Wege wider-
legen. Ich gebe das für die Tatsachen zu, für Ergebnisse

---

[1] Ferenczi: Versuche einer Genitaltheorie. Leipzig, Wien u. Zürich:
Internationaler psychoanalytischer Verlag 1924. Ref. Zentralbl. f. d. ges.
Neurol. u. Psychiatrie Bd. 37, 2, S. 13. 1924.

[2] Abhandl. a. d. Neurol., Psychiatrie, Psychol. und ihren Grenzgeb.,
herausgegeben von Bonhoeffer, H. 16. Über Psychoanalyse, herausgegeben
von Stransky und Daffner. Berlin: Karger 1922. S. 47.

aber, die auf dem Wege der Schlußfolgerung gewonnen worden sind, wird man den Satz nicht unterschreiben können. Und wenn Schilder weiter meint[1], daß sich die Psychoanalyse zwar nicht mit der älteren Logik, die er als Schullogik bezeichnet, wohl aber mit der neueren Logik vertrüge, die von den Formeln zum Schauen, zur intuitiven Einsicht in Wesenheiten zurückgekehrt sei, so kann das praktisch wieder nur bedeuten: die Diskussion über psychoanalytische Behauptungen ist dem Gegner deshalb verwehrt, weil diese Behauptungen auf Grund der Innenschau aufgestellt worden sind. Das ist bekanntlich dieselbe Begründung, mit der auch Rudolf Steiner jeden Einwand gegen seine anthroposophische Lehre zurückweist. Ich weiß nicht, wie sich Husserl zu dieser Berufung auf seine Phänomenologie stellen würde, aber das weiß ich gewiß, daß Tatsachenwissenschaften, wie die Psychologie und die Psychopathologie es nun einmal sind, die Schullogik nicht abschwören und das Bekenntnis zur Innenschau nicht ablegen können.

Übrigens bin ich überzeugt, daß die psychoanalytische Richtung die Höhe ihrer Entwicklung bereits überschritten hat, und daß eine ruhige Würdigung ihrer geschichtlichen Bedeutung in nicht allzu ferner Zeit möglich sein wird. Es hieße m. E. an der Logik wissenschaftlicher Entwicklungen überhaupt zweifeln, wollte man nicht auch diese Bewegung für eine historisch notwendige halten. In der Tat hat uns erst die Lehre vom Unbewußten, so wie sie Freud vertritt, in die Psychologie und in die Psychopathologie Mechanismen einführen lassen, die zunächst nur unter dieser Flagge aufgenommen werden konnten. Aber was viel wichtiger ist: der ungeheure Erfolg der psychoanalytischen Schule — wir wollen uns nicht darüber täuschen, daß dieser Erfolg ein ungeheurer gewesen ist — mußte wohl sein, damit Psychologie und

---

[1] l. c.

Psychopathologie sich wieder auf ihre eigentlichen Aufgaben besannen. Nur weil die offizielle psychologische Wissenschaft einst gar so wirklichkeitsfremd war, weil sie von den tatsächlichen seelischen Erlebnissen scheinbar so sehr wenig wußte und weil sie dem, der wirklich von der „Seele" etwas zu erfahren wünschte, Steine reichte anstatt Brot, nur deshalb ist dieser Erfolg überhaupt möglich gewesen. Die Freudsche Schule enthält so viel Abstoßendes; die Kritiklosigkeit, mit der phantastische Eingebungen des einzelnen als objektive Wahrheiten ausgegeben, die spitzfindige Dialektik, mit der die unmöglichsten Gedankensprünge möglich gemacht, die Skrupellosigkeit, mit der ohne jeden Beweis Hypothesen auf Hypothesen getürmt werden, und nicht zuletzt die ungeheure Überschätzung geschlechtlicher Motive hätten sie längst um alles Ansehen gebracht, wenn sie nicht lange Zeit die einzige psychologische Richtung gewesen wäre, die das Seelische als Ganzes zu erfassen versuchte. Diese Zeit liegt hinter uns; aber wenn jetzt die psychoanalytische Welle bald verebben sollte, so wollen wir doch dankbar anerkennen, daß sie recht viele verstaubte Requisiten einer reinen Laboratoriums- und Schreibtischpsychologie hinweggespült hat.

Gerade wer wie ich überzeugt ist, daß die Psychiatrie die heute erreichte psychologische Einstellung niemals wird aufgeben können, wird doch nicht verkennen dürfen, daß auch die somatischen Aufgaben unseres Faches sehr viel stärker betont zu werden verdienen, als es in den letzten Jahren an vielen Orten geschehen ist. Gewiß, die Serologie hat große Erfolge erzielt, und die von Wagner von Jauregg inaugurierte, rein biologisch fundierte Therapie der Metalues wird immer als eine der größten Leistungen unserer Epoche verzeichnet werden. Auch von innerer Sekretion und von der Chemie der Psychosen ist zum mindesten in programmatischen Aufsätzen recht viel die Rede gewesen.

Aber die neurologische oder richtiger hirnpathologische
Richtung ist lange Zeit sehr stark vernachlässigt worden.
Es muß doch nachdenklich stimmen, wenn ein Forscher vom
Range A. Picks am Ende seiner akademischen Wirksamkeit
und als Abschluß ungewöhnlich großer klinischer Leistungen
es für notwendig hält, in einer methodologischen Studie die
neurologische Forschungsrichtung in der Psychiatrie[1] erst
wieder zu rechtfertigen und zu begründen. Gewiß, die Hoffnungen, die sich einst an den Namen Meynerts geknüpft
hatten, haben sich nicht erfüllt, und der geniale Versuch von
Wernicke, die klinische Psychiatrie auf dem schmalen
Fundament der Aphasielehre neu zu errichten, ist wohl für
alle Zeiten gescheitert. Aber das alles ist kein Grund, auf
die Mittel zu verzichten, die uns die neurologische Arbeits-
weise in die Hand zu geben vermag[2]. Es ist doch sehr denkbar, daß der Nutzen, den die Psychiatrie aus den zahlreichen
Kriegsverletzungen des Gehirns gezogen hat, größer hätte
sein können, wenn es mehr neurologisch interessierte Psychiater gegeben hätte.

Übrigens mehren sich die Zeichen, daß das Pendel jetzt
zurückschlagen könnte. Die psychischen Folgezustände
nach Enzephalitis bei Kindern haben bewiesen, daß
doch nicht alles erbbiologisch erklärt und auch nicht alles
psychologisch verstanden werden kann, was wir bisher den
Psychopathien zugerechnet haben, oder anders ausgedrückt,
daß das Gebiet der funktionellen Störungen auf Grund neuer
Erkenntnisse auch heute noch zugunsten der organischen
Erkrankungen eingeengt werden muß. Dieselbe Enzephalitis-
epidemie läßt erneut mit der Möglichkeit rechnen, daß
doch eine Lokalisation wenigstens gewisser krankhafter

---

[1] Berlin: Karger 1921.
[2] Vgl. Bumke: Neurologie und Psychiatrie. Münch. med. Wochenschr.
1923.

Störungen, wenn auch unter ganz veränderten Gesichtspunkten, gelingen könnte. Und schließlich haben die Beziehungen, die wenigstens manche von den sog. striären Syndromen zu bestimmten schizophrenen Zustandsbildern zu besitzen scheinen, uns jene hirnphysiologische Art, katatone Symptome zu betrachten, wieder näher gerückt, die Wernicke eingeführt und die gerade auf diesem Sondergebiet Kleist mit so großem Erfolge längst angewandt hatte.

Nicht ganz dieselbe Rolle wie vor 20 Jahren spielt heute auch die Histopathologie des Nervensystems, die Anatomie der Psychosen. Nach den großen Erfolgen, die sich an die Namen von Nissl und Alzheimer knüpfen, hat die Histopathologie ihre eigene Entwicklung mehr in die Tiefe geführt, und zugleich hat die psychologische Richtung in der Psychiatrie die ursprünglich nahe Verbindung beider Disziplinen ein wenig gelockert. Beides werden hoffentlich nur vorübergehende Erscheinungen sein.

Freilich auch unsere Grundanschauungen über die Möglichkeiten einer anatomischen Fundierung der Psychiatrie haben sich von Grund auf gewandelt. Vor 20 Jahren schienen die Dinge ja in dieser Hinsicht überaus einfach zu liegen. Es war die Zeit, in der die von Kahlbaum begründete klinische Betrachtungsweise den Höhepunkt ihrer Erfolge erreicht hatte. Man kann heute sagen, daß diese Erfolge außer durch die zielbewußte Energie der Kraepelinschen Schule im wesentlichen gerade durch die ungemeine Einfachheit ihrer Voraussetzungen erzielt worden sind. Man dachte sehr geradlinig in jenen Jahren. Wer überhaupt für einen Kliniker gelten wollte, durfte nur Krankheitseinheiten kennen. Einheitlich war die Ätiologie, einheitlich Pathogenese und Anatomie, als einheitlich mußten sich vor allem aber auch Verlauf und Ausgang der Krankheiten erweisen. Taten sie das, so verstand sich Gemeinsamkeit der Ätiologie,

2*

der Pathogenese und der pathologischen Anatomie für diese
Fälle von selbst. Es war die Zeit, in der kein Geringerer als
Nissl[1] sogar die Hysterie für eine Störung erklärte, deren
Grundlagen pathologisch-anatomisch ebenso faßbar seien wie
die der Paralyse, und in der er deshalb alle Versuche, hysterische Symptome psychologisch zu deuten, für unwissenschaftlich und den Begriff der funktionellen Geisteskrankheiten für die Quelle fundamentaler Irrtümer erklärte.

Die Zeiten haben sich schnell geändert. Fast unmittelbar
nach Nissls Vortrag erklärte Hoche[2] die reine Hysterie für
eine funktionelle Erkrankung in dem Sinne, daß
sie eine pathologische Anatomie weder besäße,
noch jemals besitzen würde. 1906 hat dann derselbe
Autor[3] das Dogma von der pathologisch-anatomi-
schen Bedingtheit aller Psychosen in viel allgemei-
nerer Form entschieden bekämpft. Der Zweifel galt selbstverständlich nicht den Krankheiten, die mit einem psychischen Defekt zu enden pflegen, und für die eine anatomische
Grundlage deshalb vorausgesetzt werden darf; und er bezog
sich ebenso selbstverständlich nicht auf die grundsätzliche
Überzeugung von dem Zusammenhange alles psychischen
Geschehens mit materiellen Gehirnvorgängen überhaupt.
Nur die Behauptung, daß allen Seelenstörungen pathologische Gehirnprozesse etwa nach Art des paralytischen zugrunde lägen, sollte entschieden bestritten und daraus zugleich die Frage abgeleitet werden, „ob wir überhaupt irgendwelche Hoffnungen haben, aus der pathologischen Anatomie
Hilfe für die Sonderung unserer Krankheitsbilder im allgemeinen zu bekommen".

[1] Hysterische Symptome bei einfachen Seelenstörungen Gaupps
Zentralbl. f. Nervenheilk. u. Psychiatrie. N. F. Bd. 13, S. 2. 1902.

[2] Differentialdiagnose zwischen Epilepsie und Hysterie. Berlin: August
Hirschwald 1902.

[3] Deutscher Verein für Psychiatrie, München 1906.

Hoches Ansturm gegen die damals herrschende Richtung hat sich in diesem Kampf gegen das anatomische Dogma bekanntlich nicht erschöpft. Sein Zweifel galt der Krankheitseinheit überhaupt. Sie war für ihn nicht wie für Kraepelin ein Ideal, sondern ein Phantom und das Streben nach der restlos befriedigenden klinischen Gruppierung aller Psychosen wurde von ihm für ein utopisches Bemühen erklärt, aussichtslos wie der Versuch, eine trübe Flüssigkeit durch fortgesetztes Umgießen in immer neue Töpfe zu klären.

Man hat Hoche damals den Vorwurf einer rein negativen, den Fortschritt der Wissenschaft hemmenden Kritik gemacht und dabei die positiven Anregungen übersehen, zu denen diese Kritik notwendig führen mußte. Schon Hoche selbst hat sich keineswegs auf die Verneinung beschränkt. In seiner Syndromenlehre, die er an die Stelle der Krankheitseinheiten stellen wollte, hat er auf gewisse innerlich zusammenhängende Symptomenkomplexe verwiesen, auf bestimmte feste Verkupplungen immer wiederkehrender seelischer Elementarvorgänge, die offensichtlich im Nervensystem vorgebildet und bereit lägen und deshalb durch verschiedene Anlässe bloßgelegt werden könnten. Er hat dabei an den großen epileptischen Anfall erinnert, der ebenfalls vom Organismus nicht erst gelernt oder geübt werden muß, sondern ohne weiteres gekonnt wird, sobald er, gleichviel durch welche Ursache, ausgelöst wird.

Die Älteren unter uns erinnern sich der entschiedenen und allseitigen Ablehnung, die diese ketzerischen Gedanken auf dieser Versammlung jetzt vor 18 Jahren in München erfuhren — und doch war die Bestätigung von Hoches Ansichten danach schon auf dem Marsche. 1909 trat Bonhoeffer[1] auf Grund jahrelanger Beobachtungen mit den

---

[1] Zur Frage der exogenen Psychosen. Gaupps Zentralbl. f. Nervenheilk. u. Psychiatrie. N. F. Bd. 20, S. 499.

exogenen Symptomenkomplexen hervor. Hier wurde gezeigt, „daß die groben exogenen Schädigungen der verschiedensten Art im wesentlichen übereinstimmende akute psychische Symptomenbilder schufen". Bonhoeffer meinte deshalb, daß es vielleicht zweckmäßiger wäre, hier von psychischen Reaktionsformen, von exogenen Schädigungstypen zu sprechen, als von eigentlichen Psychosen.

So wurde der Begriff der „Krankheitseinheit" an seinem scheinbar gesichertsten Bollwerk, von der Seite der exogenen, organischen Psychosen her unterminiert. Noch in demselben Jahre habe ich selbst[1], wesentlich durch Hoche beeinflußt, für die funktionellen Psychosen nachzuweisen versucht, daß es hier Krankheitseinheiten im Sinne der damaligen Kraepelinschen Schule schlechthin nicht geben könne; daß alle diese Formen, die bei der Vererbung immer wieder neu gebildet würden, ineinanderspielten, sich in ihren Symptomen durchflöchten und alle auch mit der Norm durch fließende Übergänge verbunden blieben; daß sie alle, ihrer Entstehung entsprechend, psychologisch immer verständlich erschienen; daß sie dafür aber eine pathologische Anatomie im Sinne der Paralyse nicht haben könnten; daß es also angesichts dieser Sachlage vollkommen aussichtslos sei, hier Krankheiten mit dem Anspruch auf exakte und unwiderlegliche Beweisführung gegeneinander abzugrenzen; sondern daß nichts übrigbliebe, als in dieses fließende natürliche Geschehen lediglich durch die Aufstellung von Typen eine gewisse systematische Ordnung zu bringen.

Übrigens hatten Bonhoeffer sowohl wie ich damals schon auf die gelegentliche Verbindung funktioneller und exogener Syndrome hingewiesen. Bonhoeffer hatte z. B. beobachtet, wie eine periodisch auftretende funktionelle

---

[1] Über die Umgrenzung des manisch-depressiven Irreseins. Gaupps Zentralbl. f. Nervenheilk. u. Psychiatrie. N. F. Bd. 20, S. 381.

Psychose durch die Komplikation mit einem nichtkompensierten Herzfehler eine neue — mehr exogene — Färbung erhielt, und ich selbst hatte mit einer ähnlichen Vermischung von funktionellen und organischen Faktoren die Psychosen des Rückbildungsalters erklären wollen, deren Symptomatologie deshalb so vielgestaltig wäre, weil die somatischen Schädigungen der Involution mit einer jedesmal verschiedenen seelischen Anlage zusammenträfen. Hier war also, wie man heute sagen würde, sogar schon von einer **mehrdimensionalen Diagnostik** die Rede.

Inzwischen zeigte sich in der praktischen Arbeit immer mehr, daß die „klinische" Schule die Grenzen ihrer Brauchbarkeit erreicht hatte. Mir selbst sind als die letzten Marksteine auf diesem abwärts gerichteten Wege immer das Buch von G. L. **Dreyfus** über die **Melancholie**[1] und die Arbeiten von G. **Specht**[2] über die Beziehungen der **Paranoia** zum manisch-depressiven Irresein erschienen. Wenn eine einzige funktionelle Geisteskrankheit schließlich alle übrigen verschlang, wenn von den funktionellen Psychosen am Ende nur noch diese eine, das manisch-depressive Irresein, übrigblieb, die, außer der alten einfachen Manie und Melancholie und den periodischen und zirkulären Psychosen, auf der einen Seite die leichtesten zyklothymen Formen — bis zur Veranlagung eines **Goethe**! —, auf der anderen aber die u. U. zur Verblödung führenden Involutionspsychosen und den zumeist unheilbaren Querulantenwahn umfassen sollte — Sie wissen, später sind noch Zwangszustände, Herz- und Magenneurosen und vieles andere hinzugekommen —, ja, das hieß doch gar nichts anderes, als daß man das Suchen

---

[1] Jena: Fischer 1907.

[2] N. d. klin. Kardinalfrage d. Paranoia. Gaupps Zentralbl. f. Nervenheilk. u. Psychiatrie. 1908, S. 817. Und: Struktur und klinische Stellung der Melancholie. Ebenda 1908, S. 449.

nach Krankheitseinheiten auf diesem, dem funktionellen Gebiete hatte aufgeben müssen. Daß die Dinge aber für die exogenen Formen genau so lagen, ergab sich aus Bonhoeffers weiteren Arbeiten[1] von selbst.

So war die Phalanx, der sich Hoche bei einer erneuten, zusammenfassenden Darstellung seines Standpunktes im Jahre 1912 in Kiel[2] gegenübersah, schon nicht mehr so geschlossen und auch nicht mehr ganz innerlich fest. Siemerling[3] bekannte sich offen zu seinen Ansichten, während Kraepelin[4] immer noch vor ihnen warnte. Wie sehr sich die Dinge aber von da an gewandelt haben, das zeigt am deutlichsten eine Arbeit Kraepelins[5] aus dem Jahre 1920. Hier werden nicht nur Bonhoeffers exogene Reaktionsformen anerkannt, sondern zugleich Gedankengänge entwickelt, die mit denen Hoches in weitgehender Weise übereinstimmen. Es wird als besonders bedeutungsvoll bezeichnet, „daß zahlreiche Äußerungsformen des Irreseins durch vorgebildete Einrichtungen des menschlichen Organismus ein für allemal festgelegt sind und sich daher überall in gleicher Weise abspielen, wo die Vorbedingungen dazu gegeben sind". Der Ursprung derartiger Krankheitserscheinungen aus vorgebildeten Einrichtungen würde sich vielfach in dem Umstand offenbaren müssen, „daß sie nicht auf einen be-

---

[1] Die Psychosen im Gefolge von akuten Infektionen, Allgemeinerkrankungen und inneren Erkrankungen. Aschaffenburgs Handbuch. Leipzig und Wien: Deuticke 1912. Und: Die exogenen Reaktionstypen. Arch. f. Psychiatrie u. Nervenkrankh. Bd. 58, S. 88.

[2] Die Bedeutung der Symptomenkomplexe in der Psychiatrie. Zeitschr. f. d. ges. Neurol. u. Psychiatrie Bd. 12, 5, S. 540. 1912.

[3] Diskussionsbemerkung.

[4] Diskussionsbemerkung und Über paranoide Erkrankungen. Zeitschr. f. d. ges. Neurol. u. Psychiatrie Bd. 11, S. 617. 1912.

[5] Die Erscheinungsformen des Irreseins. Zeitschr. f. d. ges. Neurol. u. Psychiatrie Bd. 62, S. 1. 1920.

stimmten Krankheitsvorgang beschränkt seien", „sondern durch verschiedenartige krankmachende Einwirkungen in gleicher Form hervorgerufen werden" könnten. So seien wir genötigt, „die Annahme, daß diese oder jene Störung für einen bestimmten Krankheitsvorgang kennzeichnend sei, auf das Äußerste einzuschränken".

Das bedeutete nicht mehr und nicht weniger als die Abkehr von den elementarsten Voraussetzungen der bisherigen klinischen Richtung. Der Führer der klinischen Schule hatte sich zu Hoches Ansichten bekannt.

Inzwischen hatte sich die klinische Arbeit längst der durch die Beseitigung alter Dogmen erschlossenen Gebiete bemächtigt und wertvolle Früchte eingeheimst. Auf einige Jahre, in denen wir in einer rein negativen Kritik zu ersticken drohten, ist eine Zeit der angeregtesten Tätigkeit gefolgt, deren allgemeine Richtung vielleicht am durchsichtigsten in der Entwicklung der Paranoialehre zutage tritt. Hier hatten Specht, Friedmann und Gaupp, um nur die wichtigsten Namen zu nennen[1], eine psychologische Betrachtungsweise, die der Genese des Wahns nachging, eingeführt. Aber ganz frei wurde die Bahn für unsere heutigen Anschauungen doch erst, nachdem das Dogma von den Krankheitseinheiten gefallen war. Erst seitdem die Frage, ob ein nervöser Mann oder eine u. a. auch hysterische Frau, die Beeinträchtigungsideen äußern, an Neurasthenie, an Hysterie, an Melancholie oder an Paranoia leiden, für uns keinen Sinn mehr besitzt, war es möglich, dem Aufbau dieser Krankheitszustände so nachzugehen, wie es in neuester Zeit durch Kretschmer, Kehrer u. a. geschehen ist. Daß die psychologische Betrachtung solcher Zustände von selbst

---

[1] Vgl. Gaupps Referat: Paranoia. Klin. Wochenschr. 1924, 3. Jahrg., H. 27, S. 1201.

auf erbbiologische Fragen, auf die Frage nach der Anlage und ihrer Herkunft, nach Temperament und Charakter, sowie ihrer etwaigen körperlichen Bedingtheit,
daß sie weiter zur Prüfung des Milieus und zur Untersuchung der Erlebnisse führen mußte, daß dabei auch
exogene Faktoren im somatischen Sinne, die die Wider-
standskraft des einzelnen herabsetzen können, mit in
Betracht gezogen werden, und daß sich schließlich aus
diesen Einsichten auch vollkommen neue Gesichtspunkte
für die Psychotherapie ergeben mußten, dies alles
verstand sich für den Kliniker von selbst. Als Gesamtbild
ist auf diese Weise das entstanden, was Birnbaum[1]
in glücklichen programmatischen Aufsätzen als „Aufbau
der Psychose" und als „Strukturanalyse" auseinandergesetzt hat.

Es wird im Rahmen eines Referates unmöglich sein, alle
Anregungen bis in ihre letzten Wirkungen zu verfolgen, die
von dieser neuen Betrachtungsweise ausgegangen sind. Schon
lange denken wir daran, daß gewisse psychopathische Anlagen und manche Psychosen ihre körperliche Ursache in
endokrinen Störungen besitzen könnten, von denen wir
freilich bis heute noch so gut wie gar nichts wissen. Kretschmer[2] hat dann bekanntlich weiter die Frage gestellt, ob nicht
eine solche endokrine Störung, außer in gewissen psychischen
Reaktionsweisen, auch in einem bestimmten Körperbau zum
Ausdruck gelangen und ob sich so nicht gesetzmäßige Beziehungen zwischen Körperbau und Charakter ergeben
könnten. Die Erbbiologie hat den Gedanken, daß hinter den
Psychosen nicht Krankheitseinheiten, sondern unter Um-

---

[1] Der Aufbau der Psychose. Allg. Zeitschr. f. Psychiatrie u. psychisch-
gerichtl. Med. Bd. 76, S. 455. 1923. Berlin: Julius Springer.

[2] Kretschmer, E.: Körperbau und Charakter. Berlin: Julius Springer
1921.

ständen eine Vielheit krankmachender Ursachen stehen könnte, unter Verwendung Mendelistischer Grundsätze für ihre Zwecke brauchbar zu machen gesucht und rechnet heute zwar nicht mit dem Polymorphismus der Vererbung, aber auch nicht mehr mit der ausschließlichen Übertragung dieser oder jener Krankheitsanlage, sondern mit der Durchflechtung von mehreren gesunden und kranken Tendenzen bei einem und demselben Menschen, einer Durchflechtung, die die unendliche Mannigfaltigkeit der tatsächlich beobachteten Krankheitsbilder zu erklären vermöchte.

So haben sich in verhältnismäßig wenigen Jahren die Fragestellungen vollkommen verschoben. Von den Dogmen der klinischen Schule ist kaum eines übriggeblieben. Ja, gerade in neuester Zeit ist auch das noch fraglich geworden, ob eine bestimmte Form ungünstigen Ausgangs wirklich die Zusammengehörigkeit aller jener Psychosen erweist, bei denen dieser Ausgang beobachtet wird, und ob dieser Ausgang die Trennung von anderen, heilbaren Krankheiten rechtfertigt. Wir wissen ja heute, daß sogar die Paralyse heilen und zum Stillstand gelangen kann. Für die Dementia praecox stand schon lange fest, daß sie nicht immer zur Verblödung führt. Jetzt aber ist die Frage aufgetaucht, ob denn die schizophrenen Endzustände überhaupt etwas anderes sind als eine Form ungünstigen Ausgangs, den sehr verschiedene psychische Erkrankungen zu nehmen vermögen. Daß die katatonen Syndrome im engeren Sinne nicht spezifisch sind und auf alle möglichen Schädigungen folgen können, wußten wir längst, ebenso wie uns auf anderen Gebieten auch des eigenen Faches — ich erinnere an Delir und Korssakow — auch das immer geläufig geblieben ist, daß qualitativ gleiche Schädlichkeiten das eine Gehirn zu einer vorübergehenden, heilbaren Psychose, das andere aber zu einem länger dauernden oder gar unheilbaren Defektzustand veranlassen und daß die Zustandsbilder in beiden Fällen durch lange Zeit dieselben sein können. Es ist durchaus denkbar, daß die Dinge hinsichtlich der schizophrenen Prozesse ähnlich liegen. Auch hier würden dann Verlauf und Ausgang nicht mehr von der Zugehörigkeit zu dieser oder jener Krankheitseinheit, sondern wie in der ganzen übrigen Pathologie von dem Kräfteverhältnis zwischen Organismus und krankmachender Ursache abhängen. Ich[1] habe in letzter Zeit wiederholt darauf aufmerksam gemacht, daß doch zwischen gewissen schizophrenen und manchen symptomatischen Psychosen nicht nur in bezug auf die Symptomatologie, sondern auch hinsichtlich der besonderen Umstände des Auftretens (im Wochenbett z. B.) weitgehende Übereinstimmungen bestehen, und daß sie sich häufig durch gar nichts anderes unterscheiden, als daß das eine Mal eine Heilung, das andere Mal aber eine faselige Verblödung erfolgt. Das kann aber nach allen sonstigen Erfahrungen der Klinik — ich erinnere nur an die Lungentuberkulose — an sich noch keinen Grund zur Trennung bedeuten. Es bleibt also durchaus möglich, daß die schizophrenen Syndrome einschließlich der Defektzustände insgesamt nichts anderes sind, als eine bestimmte Form exogener Reaktionen[2], die, wenn auch nicht von allen, so doch von manchen Gehirnen für recht verschiedene Schädlichkeiten bereit gehalten werden.

---

[1] Deutscher Verein für Psychiatrie, Jena 1923, Diskussionsbemerkung zum Referat Kehrer-Kretschmer, sowie Die Auflösung der Dementia praecox. Klin. Wochenschr. 1923, 3, 11, S. 437. — Lehrbuch der Geisteskrankheiten. München: Bergmann 1924.

[2] Daß ich darum eine vererbbare Kerngruppe von Dementia praecox nicht leugne, ergibt sich aus den zitierten Arbeiten. — Ich bitte bei dieser Gelegenheit um Entschuldigung, daß ich meine Arbeiten so oft zitiert habe. Es geschah, weil ich innerhalb des Referates unmöglich alle aufgestellten Behauptungen belegen und beweisen konnte.

Das alles sind Fragen, die wohl erst nach langer, mühevoller Arbeit geklärt werden können. Diese Arbeit aber wird in das zu erforschende Gebiet von den verschiedensten Seiten aus eindringen müssen. Psychologische, neurologische, serologische und anatomische Methoden werden neben denen der Erbbiologie und der Konstitutionspathologie anzuwenden sein. Keine wird den Anspruch erheben dürfen, uns allein zum Ziele zu führen. Forschungsgrundsätze und Forschungsmittel, die allen Aufgaben und jeder Betrachtungsweise Genüge tun, kann es ja doch wohl nicht geben, und auch die fruchtbarsten Gedanken müssen sich irgendwann und irgendwo einmal notwendig erschöpfen. Ich bin z. B. ganz überzeugt, daß die Unterscheidung von organisch und funktionell, auf die auch in diesem Referat wieder Wert gelegt worden ist, gewiß nicht überspannt werden darf. In manchen Fällen mag es wirklich, wie G. Specht meint, eine reine Quantitätsfrage sein, ob eine Stoffwechselstörung „homonome", d. h. in meinem Sinne funktionelle und psychologisch verständliche, oder „heteronome", d. h. organische Bilder erzeugt. Aber das ändert doch daran nichts, daß der natürliche Ausgangspunkt für die Betrachtung der exogenen[1] und organischen Psychosen im Gehirn, der aber für das Studium der funktionellen Erkrankungen in der Psyche, und zwar in der normalen Psyche erblickt werden muß. Treffen Forscher, die von so verschiedenen Standpunkten ausgegangen sind, an irgendeiner Stelle zusammen, so wird man daraus doch nur das folgern dürfen, daß jeder auf seinem Wege in das gemeinsame Arbeitsgebiet erfreulich weit eingedrungen war.

---

[1] Ich weiß, daß der Ausdruck „exogen", so wie er in diesem Zusammenhange gebraucht wird, mißverstanden werden kann. Das gleiche gilt für den hier vermiedenen, aber sonst von mir gebrauchten Ausdruck „endogen". Ich muß in dieser Hinsicht auf mein Lehrbuch S. 585 verweisen.

Freilich wird es gut sein, wenn keiner die Arbeitsgenossen und keiner auch den ursprünglichen Gegenstand unserer Forschung, den lebendigen Kranken, allzu lange und allzu sehr aus dem Auge verliert. Gerade in der zunehmenden Spezialisierung unseres Faches, von der sich manche so viel erhoffen, erblicke ich selbst eine große Gefahr.

Fühlung aber werden wir endlich auch mit der soeben überwundenen wissenschaftlichen Epoche behalten müssen. Ihre Leistungen — wir wissen alle, wie groß diese Leistungen gewesen sind — haben unsere eigene Arbeit ja erst möglich gemacht.

# Emil Kraepelin †[1].

Am 7. Oktober ist Emil Kraepelin, ein halbes Jahr nach seinem 70. Geburtstage, einem schweren Herzleiden erlegen. Mit ihm ist der Begründer der modernen wissenschaftlichen Psychiatrie und ist zugleich eine der stärksten wissenschaftlichen Persönlichkeiten dahingegangen, die wir in Deutschland besaßen.

Kraepelin wurde am 15. Februar 1856 in Neustrelitz geboren. Er studierte in Würzburg, München und Leipzig, war dann Schüler von Rinecker, Gudden und Wundt. Durch Rinecker und Gudden wurde er der Psychiatrie zugeführt und habilitierte sich 1882 in Leipzig. 1886 wurde er ordentlicher Professor der Psychiatrie in Dorpat, 1890 in Heidelberg und 1903 in München. 1922 trat er in den Ruhestand, um sich ganz wissenschaftlichen Arbeiten und der Organisation der von ihm geschaffenen Deutschen Forschungsanstalt für Psychiatrie zu widmen.

Wer einem Forscher vom Range Kraepelins gerecht werden will, wird zunächst die geschichtliche Stellung seines Lebenswerkes festlegen und sich über den Stand der Wissenschaft klar werden müssen, an dem diese Lebensarbeit eingesetzt hat. Die Psychiatrie ist von allen großen klinischen Fächern das jüngste — so jung, daß eine spätere Zeit sicher die meisten Irrenärzte des vorigen Jahrhunderts lediglich als Kraepelins Vorläufer ansehen wird. Noch Kant wollte für

---

[1] Aus Klin. Wochenschr. 5. Jg., Nr. 47, 1926.

die Beurteilung von Seelenstörungen bekanntlich nicht den
Arzt, sondern den Philosophen für zuständig erklären, und
erst vor einem Jahrhundert hat ein deutscher Professor der
Psychiatrie, Heinroth in Leipzig, mit viel Gelehrsamkeit
die Meinung verfochten, alle Geisteskrankheiten entstünden
aus ungezügelten Leidenschaften und der Wahn sei der Aus-
fluß des Lasters. Dann kam der gewaltige Aufschwung der
Naturwissenschaften, dem alle übrigen medizinischen Fächer
ungeahnte Fortschritte verdanken — die Psychiatrie führte
diese naturwissenschaftliche Einstellung zunächst in einen
neuen Irrweg hinein. „Geisteskrankheiten sind Gehirnkrank-
heiten", hieß es jetzt, ein an sich durchaus richtiger Satz.
Aber nun ließ man die Geisteskrankheiten Geisteskrankheiten
sein und kümmerte sich nur noch um das Gehirn. Aus seinem
Bau glaubte man die normalen seelischen Eigenschaften ab-
lesen zu können, und lange, ehe von Nissl der Grund zu einer
Histopathologie des Nervensystems gelegt worden war,
setzte man mit dem Mikroskop aufzeigbare anatomische Veränderungen bei allen Psychosen als selbstverständlich voraus. Es ist kein Zweifel, daß wir diesen Arbeiten aus den
Schulen Guddens und Flechsigs eine Fülle der wichtigsten Feststellungen verdanken, nur mit Psychiatrie hatten sie
leider, unmittelbar wenigstens, so gut wie gar nichts zu tun.
„Eine aussichtslose Wissenschaft", hat mir gegenüber ein
überlebender Psychiater aus jenen Tagen sein eigenes Fach
gescholten, und „Ich weiß es nicht", bekamen Guddens
Schüler zur Antwort, wenn sie sich eine klinische Frage zu
stellen getrauten. Das war gewiß eine schmerzliche Entsagung, und doch hat dieser Verzicht dem damaligen Stande
unserer Kenntnisse besser entsprochen als das geniale Hypo-
thesengebäude, in dem Meynert 1884 eine Psychiatrie auf
„den Bau, die Leistungen und die Ernährung" des Vorder-
hirns zu begründen versuchte.

Inzwischen hatten die praktischen Aufgaben des Irren-
arztes natürlich dazu gedrängt, sich über die häufigsten Formen der Geistesstörungen einigermaßen zu verständigen,
und so ist eine Reihe von auch heute noch wertvollen, rein
symptomatologischen Darstellungen entstanden, in denen
Kraepelin für sein eigenes klinisches Werk im Anfang wenigstens die ersten Bausteine fand. Eine Systematik der
Geisteskrankheiten aber fehlte durchaus. Man hat die Psychosen damals nach rein äußerlichen Gesichtspunkten ge-
ordnet und in Einzelsymptomen, wie sie in der inneren
Medizin etwa der Husten oder die Gelbsucht darstellen,
die Krankheiten selber gesehen. Es ist aber doch klar,
daß große Zusammenhänge und daß das Wesen der einzelnen Seelenstörungen so nicht zutage treten konnten, ebenso
wie man auf diesem Wege niemals dazu gelangen konnte,
Krankheiten zu heilen oder gar zu verhüten.

Ein einziger Forscher hat alles dies schon vor Kraepelin
gewußt und gesehen: bei Kahlbaum tritt uns schon in den
achtziger Jahren der Gedanke entgegen, daß nicht bloß die
augenblicklichen Krankheitsäußerungen, sondern daß auch
Ursache und Verlauf, klinischer Ausgang und anatomischer
Befund mit zum Gesamtbilde einer wirklichen Krankheit ge-
hörten. Aber Kahlbaums Stimme ist ungehört verhallt,
und so ist die entscheidende wissenschaftliche Wendung erst
eingetreten, als in der 5. Auflage seines Lehrbuches (1896)
Kraepelin mit ähnlichen Gedanken einen klinischen Bau
zu errichten begann, dessen Grundmauern heute noch stehen.

Für die Riesenarbeit, die hier zu leisten war, brachte
Kraepelin alle Eigenschaften mit, die die Zeit und die das
Fach erforderten. Eine ungeheure Tat- und Arbeitskraft, ein
zielsicherer Blick für das Wesentliche, scharfe Kritik und un-
beirrbare Ehrlichkeit gegen sich selbst, zugleich aber ein un-
besiegbarer wissenschaftlicher Optimismus und damit ver-

bunden eine erstaunliche Fähigkeit, andere Forscher in den Bann seiner Persönlichkeit und seiner Gedanken zu ziehen und ihre und die eigene Arbeit zu organisieren — alle diese Wesenszüge vereinigten sich mit einer strengen biologischen Schulung und einer unbeugsamen Achtung vor den Tatsachen. Immer wieder hat er frühere Anschauungen preisgegeben, wenn sie sich durch die Beobachtung nicht bestätigen ließen, und stets hat er sein eigenes System berichtigt, wenn neue klinische Erfahrungen es notwendig machten. So war die Kraepelinsche Schule ein Musterbeispiel für eine rein sachliche, jeder Spekulation abholde Arbeit, und ihr Meister würde es sicher abgelehnt haben, hätte man in seinen Werken auch den künstlerischen Gehalt und in ihm selbst zugleich den Künstler bewundert. Und doch ist er, wie jeder wirklich bahnbrechende Forscher, auch dieses gewesen: ein Künstler nicht nur in der vorbildlichen Form der Darstellung, die in seiner Feder psychologische und psychiatrische Tatbestände immer wieder erfuhren, sondern ein Künstler auch vermöge jener Intuition, die ihn große Zusammenhänge nicht bloß übersehen, sondern häufig auch vorausahnen ließ.

So ist Kraepelins System der Geisteskrankheiten zustande gekommen, das, anfänglich verspottet und bekämpft, sehr bald einen Siegeszug durch die ganze Welt angetreten hat. Ich habe zu Kraepelins siebenzigstem Geburtstag[1] die Bedeutung dieses Systems kurz zu würdigen versucht. Hier sei hinzugefügt, daß wir in dieser Hinsicht auch da auf Kraepelins Schultern stehen, wo wir scheinbar von den seinen weit abweichende Ansichten vertreten. Wir wären außerstande, auch in der Psychiatrie Konstitutionspathologie zu betreiben; wir dürften nicht daran gehen,

---

[1] „Hoffnungen und Sorgen der klinischen Psychiatrie", Vortrag, gehalten in der öffentlichen Sitzung der Deutschen Forschungsanstalt für Psychiatrie am 22. Februar 1926. Klin. Wochenschr. 5. Jg., Nr. 41. 1926.

zwischen manchen psychopathischen Zuständen und gewissen seelischen Eigentümlichkeiten des Gesunden fließende Übergänge oder aber Überschneidungen des manisch-depressiven und des schizophrenen Formenkreises, also Mischpsychosen, zu finden; es wäre unmöglich, den angeborenen Charakter von Gesunden und manchen Kranken mit gewissen Körperbautypen in Beziehung zu setzen oder gar nach Störungen des Stoffwechsels zu fahnden, die diese oder jene Geisteskrankheit verursachen könnten, hätte nicht zuvor die mühselige Arbeit der klinischen Schule sicher zusammengehörige Formenkreise aufgezeigt und umrissen.

So groß diese Arbeit auch war und so zielbewußt Kraepelin sie schon von seiner Studentenzeit an im Auge behalten und verfolgt hat, sein Geist hat dauernd daneben noch andere Gebiete befruchtet. Von ihm stammt der Gedanke, ob sich nicht gewisse seelische Eigentümlichkeiten bei Schwachsinnigen und Psychopathen und ob sich nicht manche vorübergehende Äußerungen geistiger Störungen als Rückfälle in frühere Entwicklungsstufen im Sinne Darwins auffassen ließen. Ihm verdanken wir auch die ersten zielbewußten Ansätze zu einer vergleichenden Psychiatrie, die er durch Reisen nach Java und Indien, nach Nordamerika und Mexiko immer wieder praktisch zu fördern versuchte und für die im kommenden Winter eine neue Fahrt nach Indien geplant war.

Und weiter: der ganze frische Zug — nur wenige werden das wissen —, der durch die heutige Strafrechtsbewegung geht, die ursprünglich durchaus revolutionäre Idee, der Staat solle das Verbrechen nicht sühnen, sondern durch eine zweckentsprechende Behandlung verbrecherischer Naturen verhüten, entstammen zum guten Teil einer jugendlich schwungvollen Schrift, „Über die Abschaffung des Strafmaßes", die der Einjährig-Freiwillige Emil Kraepelin 1880

3*

verfaßt hat. Im heutigen Jugendgerichtsgesetz, in der bedingten Begnadigung und besonders in den letzten Entwürfen zu einem neuen Strafgesetzbuch finden wir die Wirkungen dieses überaus fruchtbaren Gedankens eines Vierundzwanzigjährigen, um dessen Ausgestaltung sich bekanntlich neben dem Strafrechtslehrer v. Liszt besonders Kraepelins Schüler Aschaffenburg verdient gemacht hat.

Auf Kraepelin gehen endlich beinahe alle Arbeitsmethoden zurück, die krankhafte seelische Zustände experimentell anzugreifen versuchen. Ja, man kann wohl sagen: der experimentellen Psychologie hat sein wissenschaftliches Herz vornehmlich gehört. Er war in Gedankengängen Fechners und Wundts groß geworden und hatte in jugendlichem Optimismus geglaubt, alles Gerede über seelische Zusammenhänge durch den Versuch ersetzen zu können. So sind die Arbeiten über die Wirkungen der verschiedenen Gifte auf die Geistestätigkeit, die über die intellektuellen Leistungen des Gesunden und Kranken und die über die Arbeitskurve entstanden, Arbeiten, die der junge Forscher bei Wundt begonnen und die der emeritierte Professor nach Befreiung von der klinischen Tagesarbeit wieder aufgenommen hat.

Es ist sicher für Kraepelin nicht leicht gewesen, daß zum Teil schon die eigene, daß aber besonders die nächste Generation von Forschern die Hoffnungen, von denen diese Arbeiten ausgingen, nicht in ihrem ganzen Umfange zu teilen vermochte, und daß das Gebiet der experimentellen Psychologie schließlich auf einen verhältnismäßig engen Kreis eingeschrumpft war. Gewiß, nur körperliche Vorgänge lassen sich messen, zählen und wägen, und nur wo ein Bewußtseinsvorgang durch physikalische oder chemische Reize ausgelöst wird oder wo sich umgekehrt seelische Erlebnisse schließlich in körperlichen Äußerungen entladen, können wir diese Endglieder der Reihe, die selbst natürlich schon oder noch außerhalb der Bewußtseinskette liegen, physiologisch erforschen. Aber Geisteskranke zeigen wirklich häufig auch körperliche Symptome, und auch rein seelische Störungen äußern sich oft auch auf motorischem Gebiet. Schon deshalb wäre es falsch, gewisse wertvolle Einzelergebnisse, die die Psychiatrie der experimentellen Forschung verdankt, zu vergessen oder auch nur zu verkleinern. Mit noch viel wärmerem Dank aber wollen wir des Verdienstes gedenken, daß uns gerade diese naturwissenschaftlich eingestellte Psychologie von den uferlosen Spekulationen der Metaphysik sowohl als auch der Hirnmythologie wenigstens für einige Jahrzehnte frei gemacht hat.

Daß K r a e p e l i n neben den rein wissenschaftlichen dauernd noch große organisatorische Aufgaben beschäftigt haben, und daß er hier Fähigkeiten entfaltet hat, wie man sie gerade bei Gelehrten nur ganz selten begegnet, braucht kaum hervorgehoben zu werden. Die Öffentlichkeit weiß wohl am meisten von dem wuchtigen Kampf, den er ein ganzes Leben hindurch gegen den Alkoholmißbrauch geführt hat, und in Bayern wird sich mancher seiner vaterländischen Arbeit während des Krieges erinnern. Dem Psychiater und insbesondere K r a e p e l i n s Nachfolger liegt es ob, an andere Leistungen mit tiefstem Danke zu erinnern. Die von ihm durch 18 Jahre geleitete Klinik verfügt über Einrichtungen, die für alle deutschen und außerdeutschen Kliniken vorbildlich geworden sind. Was durch die Regelung des Dienstes oder durch technische Maßnahmen zum Wohle der Kranken geschehen konnte, ist hier durchgeführt worden. Zugleich aber kam dieses organisatorische Talent auch dem Wissenschaftsbetriebe zugute. Immer wieder wurden Kräfte für wissenschaftliche Arbeiten freigemacht, die sich bei einer weniger planmäßigen Einrichtung des Ganzen im täglichen Dienste nutzlos zersplittert hätten.

Aus dieser Organisation der wissenschaftlichen Arbeit ist das große Werk entstanden, das Kraepelin in den letzten Jahren seines Lebens vornehmlich beschäftigt hat: die Deutsche Forschungsanstalt für Psychiatrie. Er hatte schon in Heidelberg den Begründer der Histopathologie des Gehirns, Franz Nissl, für seine Klinik gewonnen, und später in München Alzheimer, Spielmeyer, Brodmann, Plaut, Rüdin, Jahnel und Lange in seinen Arbeitskreis zu ziehen und in ihm zu halten verstanden. Mit einer unerhörten Kunst der Menschenbehandlung und mit unbeugsamer Energie wurden für alle diese Forscher und die von ihnen vertretenen Forschungsgebiete die äußeren Bedingungen der Arbeit immer wieder von neuem geschaffen. Schon vor dem Kriege galt die Errichtung einer eigenen Anstalt für psychiatrische Forschung durch von Kraepelin aufgebrachte Stiftungen als gesichert. Dann kamen Krieg und Inflation, die Stiftungen zerrannen und ein großes Werk schien zerstört. Manch anderer hätte jetzt mit bitteren Gefühlen verzichtet, Kraepelin stellte nun erst recht seine ganze ungebrochene Kraft in den Dienst seiner Sache, und heute, wenige Jahre nach dem Zusammenbruch, steht die Deutsche Forschungsanstalt für Psychiatrie wieder unmittelbar vor der Errichtung auch ihres äußeren Baues.

Ein tragisches Geschick hat dem Schöpfer verwehrt, das vollendete Werk noch mit leiblichen Augen zu sehen — er selbst hat das geahnt und sich schon vor Monaten in dieser Hinsicht mit Moses verglichen —, aber das Werk wird sein und wird sich würdig neben dem großen gedanklichen Bau erheben, der in der 8. Auflage seines vierbändigen Lehrbuches für alle Zeiten niedergelegt ist.

Wenn das Leben köstlich gewesen ist, dann ist es Mühe und Arbeit gewesen, heißt es in der Bibel. Kraepelins Leben war nichts als Arbeit, war bewußt in den Dienst einer großen

Aufgabe gestellt. Reich an Arbeit, reich aber auch an äußeren Erfolgen — wohl selten hat ein Gelehrter so früh Schule gemacht und so allgemeine Anerkennung gefunden —, und reich schließlich an innerer Befriedigung ist es bis an die Schwelle des 8. Jahrzehnts ungebrochen geblieben. An Kraepelin war nichts vom Alter zu merken; denn alt ist doch nur, wer keine Zukunft mehr sieht. Bis zum Schluß erfüllt von Plänen sowohl als auch von dem tatkräftigen Wollen, sie selbst noch zur Wirklichkeit werden zu lassen — man kann sich ein schöneres Ende nicht denken.

So wollen wir nicht klagen, sondern nur danken, daß dieser Mann war. Nicht die Begabung allein, sondern zugleich die ungeheure Energie und die starke Persönlichkeit, aus der sie floß, haben Emil Kraepelin groß und zum Führer seines Faches gemacht. Was so oft eine leere Phrase ist, hier ist es wahr: sein Name wird fortleben, solange es eine deutsche Wissenschaft gibt.

# 50 Jahre Psychiatrie[1].

Von allen Fächern, die sich im Laufe des letzten Jahrhunderts von der inneren Medizin losgelöst haben, sind die Neurologie und die Psychiatrie beinahe die jüngsten, und so haben die Paten dieser Versammlung seinerzeit selbst noch ziemlich fest in den Kinderschuhen gesteckt. Gewiß, eine wirkliche Irrenanstalt hatte es (auf dem Sonnenstein) in Deutschland bereits im Jahre 1811 gegeben, und in der Mitte des vorigen Jahrhunderts wurden ihrer schon 23 gezählt. Aber die ersten psychiatrischen Lehrstühle finden wir erst 1864, und noch, als man hier zum erstenmal tagte, konnte der angehende Arzt an mancher Universität über Psychiatrie schlechthin gar nichts erfahren. Gerade hier im Südwesten — man muß es wohl als ein Zeichen kindlichen Eigensinns nehmen — hatten sich führende Irrenärzte gegen die Gründung von psychiatrischen Kliniken entschieden gewehrt.

Heute wird niemand bestreiten, daß die Errichtung der ersten selbständigen Klinik in Deutschland, die Fürstner dieser Versammlung 1879 in Heidelberg zeigte, einer der wichtigsten Marksteine auf dem Wege der psychiatrischen Entwicklung gewesen ist. Auf Heidelberg ist 1887 Straßburg (unter Jolly) und 1888 Freiburg (unter

---

[1] Referat, erstattet auf der 50. Wanderversammlung südwestdeutscher Neurologen und Irrenärzte zu Baden-Baden am 6. Juni 1925. Münch. med. Wochenschr. 1925, Nr. 28, S. 1141—1143.

Emminghaus) gefolgt. Durch die Tat wurden alle Be-
denken gegen die Verwendung von Geisteskranken im
akademischen Lehrbetriebe zerstreut und der Grundsatz
der Vereinigung von Lehre und Forschung, der die deutschen Universitäten groß gemacht hat, endlich auch auf die
Psychiatrie angewandt.

Man darf von neuen Einrichtungen keine Vollkommen-
heit erwarten. Es war ein Fehler, daß diese jungen Uni-
versitätsinstitute die Verbindung mit den großen Irren-
anstalten nicht immer so innig gepflegt haben, wie es die
nur gemeinschaftlich zu lösenden Aufgaben erforderlich
machten, und es war ein Mangel, daß sie als reine Irren-
kliniken der Grenzfälle verlustig gingen, die man damals
wie heute als Nervenkranke etikettiert. Hier lag der Keim
zu gewissen Kämpfen mit der inneren Medizin sowohl wie
mit der Schwesterwissenschaft, der Neurologie, Kämpfe, die
heute, rückläufig betrachtet, deutlich den inzwischen voll-
zogenen Wandel unserer Anschauungen zeigen. In dem
ersten Jubiläumsbericht im Jahre 1900 hat Fürstner
den kaum verhüllten Vorwurf erhoben, Erbs Referat hätte
manche Arbeiten für die Neurologie in Anspruch genommen,
die gerade so gut oder besser der Psychiatrie zugezählt
werden dürften. Ich glaube nicht, daß irgendein heute
lebender Psychiater diesen Vorwurf noch übernehmen
möchte. Außer von Erkrankungen des Rückenmarks hatte
Erb doch nur von normal-anatomischen und hirnphysio-
logischen Arbeiten, von den Mitteilungen von Edinger,
Waldeyer, Monakow und Lenhossék, von Goltz und
Hitzig gesprochen. Die spielten damals freilich auch in
der psychiatrischen Literatur eine beherrschende Rolle —
noch 1894 hat ja Flechsig seine bekannte Rektoratsrede
über Gehirn und Seele gehalten —, aber seither ist vieles
anders geworden. Anders in erster Linie durch Nissls Ver-

dienst; denn ausgerechnet der Anatom Nissl mit seiner geraden, starken und ehrlichen Art ist (1908) dazwischengefahren: „Es war ein schwerer Fehler, daß man nicht klar erkannte, daß die Lehre vom Hirnbau so lange nicht mit der Lehre von den Geisteskrankheiten in einem direkten Zusammenhang stehen kann, solange nicht die Beziehungen zwischen Hirnbau und Hirnfunktion bekannt sind, und davon kann heute noch nicht die Rede sein."

Seitdem hat man in rein psychiatrischen Zusammenhängen vom Hirnbau durch lange Zeit fast nichts mehr gehört, und vollends die Hirnmythologie ist erst in unseren Tagen zu neuem Leben erwacht. In der Tat, wie sich die Anatomie des nervösen Zentralorgans und das seelische Geschehen zueinander verhalten, darüber wissen wir auch heute noch wenig genug, und nicht jedem ist es vergönnt, durch Innenschau „in ein paar Ganglienzellen des dritten Ventrikels" den Sitz seiner Seele zu finden. Edinger hatte (1900) gewiß recht: „Die Aufgabe, welche sich die Psychologie manchmal gestellt hat, das ungeheuer komplizierte Seelenleben des Menschen und der höheren Tiere aus dem Bau des Großhirns heraus besser verstehen zu lernen, war eine viel zu hohe" — kein Wunder also, daß sie nicht gelöst worden ist. Und doch: daß eine faseranatomische und hirnphysiologische Zeit am Anfang unserer wissenschaftlichen Entwicklung gestanden hat, das werden wir gewiß nicht bedauern. Die Hirnmythologie — auch das Wort stammt bekanntlich von Nissl — war und ist eine Entgleisung, aber im ganzen ist es doch gerade die somatische Betrachtungsweise, die uns aus den luftigen Höhen der Spekulation am sichersten immer wieder auf den harten Boden der Tatsachen setzt. Das gibt dieser anatomischen Ära ihren historischen Sinn; es ist dem Fach wie manchem einzelnen Forscher gegangen; die Sporen haben wir uns auf anatomischem, physiologischem oder auf — neurologischem Rasen verdient.

Damit bin ich wieder bei der Neurologie. Man weiß, unsere Liebe zu ihr ist lange Zeit eine unglückliche, sie ist vom anderen Teil nicht erwidert und von der gemeinsamen Mutter, der inneren Medizin, nicht begünstigt gewesen. Aber auf unseren Platz an der neurologischen Sonne können wir darum doch nicht verzichten. Es ist ja doch nicht bloß, daß uns dieser Platz am besten vor den rein literarischen Flutwellen schützt, die von Zeit zu Zeit unser Ufer bedrohen; wir können die neurologische Einstellung weder wissenschaftlich noch praktisch entbehren. Was soll denn aus all den Hirnkranken werden, deren rein neurologischen Symptomen der bloße Psychiater und deren seelischen Störungen der Neurologe nicht gerecht werden kann? Und was aus den leicht psychisch Gestörten, den Zyklothymen, dem Heer der Nervösen, der Ängstlichen, der Insuffizienten, der Zwangskranken? Sie alle können die Diagnose eines seelischen Leidens bei sich selber nicht stellen und sie kommen erfahrungsgemäß nicht in die Klinik, wenn deren Bezeichnung nicht ihrer, der Laien, Auffassung vom Wesen der eigenen Erkrankung entspricht. Daß dann einmal auch Tabiker und andere Rückenmarkskranke mit unterlaufen, hat die innere Medizin — ganz abgesehen davon, daß ja auch sie dauernd psychisch Kranke, und glücklicherweise zuweilen doch auch mit psychischen Mitteln, behandelt — gewiß niemals erheblich geschädigt, ja im Gegenteil, es hat höchstens das gegenseitige Verständnis gefördert und damit eine Verbindung zwischen beiden Fächern erhalten, von der sich immer mehr herausstellt, daß sie notwendig ist.

Auch hier begreift man heute nur schwer, warum man sich eigentlich in seiner Jugend gar so sehr aufgeregt hat. Vor 21 Jahren sind hier in Baden-Baden die Geister noch

einmal — soviel ich sehe, zum letzten Male — aufeinander-
geprallt. Fürstner hatte, wohl ohne es zu wollen, das
Kampfeszeichen gegeben, das dann in einem Vortrag von
Schultze einen recht lebhaften Widerhall fand. Die streit-
barsten Männer auf beiden Seiten — Hitzig und Erb an
der Spitze — haben dem Gegner zu beweisen versucht, wie
vorteilhaft es doch für ihn wäre, wenn er dem anderen
die Neuropathologie überließe. Recht behalten aber hat
keine von beiden Parteien, recht behalten hat Naunyn,
der schon damals mit ruhiger Überlegenheit das als wün-
schenswert und notwendig hingestellt hat, was sich in unseren
Tagen aus der Logik der Tatsachen von selber ergibt. Nur
vereinzelten psychiatrischen Kliniken steht neurologisches
Material auch heute noch nicht zur Verfügung, und führende
innere Mediziner — ich brauche keinen anderen als Ad.
v. Strümpell zu nennen — verweisen die Nervenheilkunde
selbst an die Psychiatrie. Die Psychiatrie aber denkt heute
so wenig wie früher daran, die Neurologie ganz für sich in
Anspruch zu nehmen, ja viele von uns fordern sogar —
genau wie einst Erb —, daß es neben den medizinischen
und den psychiatrischen und Nervenkliniken wenigstens an
einigen Universitäten auch noch eigene neurologische Anstalten gäbe. Wie sich dann das Krankenmaterial zwischen
inneren Medizinern und Psychiatern verteilt, das hängt —
Naunyn hat auch dies schon vor zwei Jahrzehnten betont
— einfach von den Persönlichkeiten ab, von ihrem Interesse
an der Neurologie und davon, wie viel jeder von diesem
Fache versteht.

Abgrenzungen nach sachlichen Gesichtspunkten aber
werden hier kaum jemals endgültige sein. Manche Probleme
sind nur durch gemeinsame Arbeit zu lösen, und andere
verlegen ihren Schwerpunkt bald in das eine, bald in das
andere Gebiet. Ganze Krankheitsgruppen sind in den Be-

reich der inneren Medizin zurückgekehrt, seitdem wir an innersekretorische Vorgänge denken. So wird sich heute niemand unterfangen dürfen, dem eigentlichen Gegenstand allen Streites, allem nämlich, was man im Laufe der Jahre Neurosen genannt hat oder heute noch nennt, schon einen festen Platz zuzuweisen. Fünfzig Jahresberichte enthalten auch in dieser Beziehung wertvolle Lehren. Neurosen — ich will nur an Oppenheims traumatische Neurosen (1889) erinnern — das waren bekanntlich organische Krankheiten mit noch nicht bekannter pathologischer Anatomie. In diesem Sinne hat hier noch 1892 Leber über periphere Sehnervenaffektionen bei Hysterikern berichtet. Wohl hatte damals schon Charcot auf die seelische Bedingtheit der hysterischen Symptome hingewiesen und Strümpell das Wort von den Begehrungsvorstellungen geprägt; aber beide hatten so wenig Verständnis gefunden, daß noch 1902 Nissl die Hysterie gerade unter Berufung auf ihre für ihn unzweifelhaft organische Natur mit der Paralyse vergleichen und schlechthin jeden psychologischen Erklärungsversuch in der Psychiatrie als unwissenschaftlich brandmarken konnte.

Fast unmittelbar darauf ist freilich der Umschwung erfolgt. Gaupp, damals Nissls Mitassistent, war dessen Ausführungen sofort entgegengetreten. In dasselbe Jahr 1902 fällt aber auch Hoches Referat über die Differentialdiagnose zwischen Epilepsie und Hysterie. Für ihn und Gaupp war die reine Hysterie grundsätzlich funktionell, d. h. für alle Zukunft ohne faßbare pathologische Anatomie. Damit war der Bann gebrochen; eine neue Phase in der Betrachtung nicht bloß der sog. Neurosen, sondern der funktionellen Psychosen überhaupt begann, und vielen, wenn auch im einzelnen weit voneinander abweichenden, heutigen Anschauungen wurde der Weg gebahnt.

Hier haben uns besonders die sozialen und die therapeutischen Folgen dieser neuen Einstellung beschäftigt. Während noch 1889 v. Corval die Frage aufwerfen konnte, ob man die Suggestivtherapie wirklich anwenden dürfe — so wie man doch auch das Chloroform trotz allem immer noch gäbe —, hatte 18 Jahre später (1907) Kohnstamm sogar Menstruationsstörungen mit Hypnose geheilt. In demselben Jahr ergaben Hoches Referat über die klinischen Folgen der Unfallgesetzgebung sowie die daran anschließende große Diskussion bei allen Meinungsverschiedenheiten im einzelnen darüber vollkommene Klarheit, daß die Pathogenese der Unfallskrankheiten auf psychologischem Gebiet gesucht werden muß.

Dann kam der Krieg. Die Frage der Hysterie und ihre Behandlung wurde erneut zum Gegenstand lebhafter Erörterungen gemacht. Oppenheim nahm den Streit um die traumatische Neurose wieder auf. Von allen Seiten erstanden ihm Gegner. 1915 finden wir die ersten Mitteilungen von Hoche, Wollenberg und Nonne über Hysterie, über Granaterschütterungen und die traumatische Neurose, 1916 waren es nicht weniger als 13 Vorträge, die diese Frage berührten, und 1917 haben Nonnes Vorführungen der hypnotischen Behandlung von Kriegsteilnehmern und Kaufmanns Darstellung seines Überrumpelungsverfahrens das Bild der Versammlung entscheidend gefärbt. Vorher hatte man sich auf der Kriegstagung der deutschen Neurologen in München 1916 über die funktionelle Natur der Kriegsneurosen beinahe — Oppenheim blieb bekanntlich in der Opposition — vollkommen geeinigt und damit eine Auffassung erreicht, die wir als Fortschritt buchen dürfen, wenn sie auch noch recht viele ungelöste Probleme enthält.

Überblicken wir heute die Entwicklung, die sich seit den siebziger Jahren in dieser Hinsicht vollzogen hat, so ist das

Wesentlichste wohl die immer schärfer auftretende Trennung von organisch und funktionell und die immer zunehmende psychologische Betrachtung der funktionellen Erkrankungen gewesen. Freilich verlangt die geschichtliche Genauigkeit hier einen Kommentar. Das Wort Psychologie hat in der Psychiatrie keineswegs immer dasselbe bedeutet, und auch heute sind die Meinungen darüber noch durchaus geteilt. In demselben Jahr 1874, in dem Wernicke seine grundlegende Aphasiearbeit als psychologische Studie herausgebracht hat, finden wir die erste Auflage von Wundts „Physiologischer Psychologie". Mit ihr begann, vorbereitet durch die beiden Mill, Spencer und Taine und in ihrer Methodik entscheidend durch Fechner bestimmt, die Ära der rein naturwissenschaftlich eingestellten, experimentellen Psychologie, einer Richtung, deren verhältnismäßig enge Grenzen übrigens Wundt von vornherein viel klarer gesehen und abgesteckt hat als viele namentlich seiner psychiatrischen Schüler.

Fast genau 20 Jahre später, 1894 und 1895, treten zwei andere psychologische Werke beinahe gleichzeitig auf, die wieder, in allen Einzelheiten weit voneinander verschieden, in gewissem Sinne doch zusammengehören, genau so wie, in ihrem Lichte betrachtet, die Lehren von Wernicke und Wundt in ähnlicher Färbung erscheinen. Das eine ist die erste psychoanalytische Arbeit, das andere Wilhelm Diltheys Versuch[1], der erklärenden eine beschreibende und zergliedernde, heute möchte man sagen, eine verstehende Psychologie, eine Psychologie der Zusammenhänge, gegenüberzustellen. Erklärende Psychologien, das waren für Dilthey alle, die das Seelische auf gewisse Grundelemente

---

[1] Ideen über eine beschreibende und zergliedernde Psychologie, Wilhelm Diltheys Schriften. 5. Die geistige Welt. 1. Hälfte. S. 139ff. Leipzig und Berlin: Teubner 1924.

und die zugleich diese Elemente auf ihre physiologischen
Korrelate zurückführen wollten. In dieser Hinsicht sind
Wernickes psychologische Studie und die „Psychologie
ohne Seele", die physiologische Psychologie, in der Tat auf
demselben Boden entstanden. Auf der anderen Seite bestehen aber auch zwischen Diltheys beschreibender
Psychologie und den Grundtendenzen der Arbeit, mit der
um dieselbe Zeit (1895) Breuer und Freud die Psychiatrie
zu revolutionieren begannen, gewisse allgemeine Beziehungen.
In beiden tritt uns — bei Dilthey bewußt und mit be-
wundernswerter Klarheit entwickelt, bei Freud hingegen
in merkwürdiger Mischung in kabbalistisch-mystische sowohl
wie in materialistisch-assoziationspsychologische Wurzeln ver-
strickt — endlich wieder einmal der Gedanke entgegen, ob
sich denn das Seelische nicht als Ganzes erfassen und zugleich aus seinen eigenen Voraussetzungen ableiten ließe.

Weder Dilthey noch Freud werde ich in diesem Re-
ferate gerecht werden können. Die psychoanalytische
Richtung hat uns hier merkwürdigerweise auch nur drei-
mal, ja als solche beinahe nur ein einziges Mal, in einem
Vortrag von Aschaffenburg (1906) nämlich, beschäftigt;
denn in zwei anderen Vorträgen, von Hoche 1910 und von
Prinzhorn 12 Jahre später, wurde nicht eigentlich die
Psychoanalyse besprochen, sondern die Psyche ihrer Anhänger und ihrer Gegner analysiert. Um so mehr hat man
Freuds Ansichten in den letzten Jahrzehnten an anderen
Orten behandelt, und da ich mich auch selbst letzthin mehrfach und gründlich mit ihnen auseinandergesetzt habe,
brauche ich heute die Frage nicht mehr aufzuwerfen, wie
weit unsere eigenen Auffassungen mit psychoanalytischen
durchsetzt worden sind. Es wäre meines Erachtens ebenso
leicht zu beweisen: Freud hätte unsere heutigen psychologischen Vorstellungen nicht nur vorbereitet, sondern über-

haupt erst möglich gemacht, wie umgekehrt: seine Übertreibungen hätten eine längst notwendige, natürliche Entwicklung lediglich abgelenkt, gestört und verzögert. Es kommt ja darauf auch nicht allzuviel an. Sicher ist im Lauf der letzten 30 Jahre neben die erklärende Psychologie, die sich mit der Hirnpathologie auf das innigste berührt, und die wir von Wernickes Aphasiearbeiten an bis zu den Studien von Pick, Liepmann und Kleist, ja selbst bis zu den modernen, durch Bleuler inaugurierten Analysen schizophrener Denkleistungen immer wieder fruchtbar sehen, eine Psychologie ganz im Sinne Diltheys getreten, eine Wissenschaft, die als Denkpsychologie das Grundphänomen des menschlichen Geistes zu beschreiben und zu zergliedern, und die als Psychologie der Zusammenhänge nicht bloß die Einstellungen und Reaktionen der Norm, sondern auch alle die Psychosen zu verstehen versucht, die ihrer Entstehung und ihrer Symptomatologie nach lediglich Verzerrungen des normalen seelischen Geschehens bedeuten.

Hand in Hand mit dieser psychologischen Neueinstellung hat sich in der Psychiatrie in dem gleichen Zeitraum ein durchgreifender Wandel auch unserer klinischen Anschauungen vollzogen. Als diese Versammlung begründet wurde, stand man im Zeichen einer rein symptomatologischen Betrachtungsweise, als deren höchste, noch heute bewundernswerte und brauchbare Leistung wohl die im Jahre 1878 veröffentlichte Allgemeine Psychopathologie von Emminghaus Erwähnung verdient. Kahlbaum hatte sich zwar schon zu Beginn der siebziger Jahre gegen die damals herrschende Richtung gewandt und sie mit jener Phase der inneren Medizin verglichen, in der Gelbsucht, Wassersucht oder Husten noch als Krankheiten und nicht bloß als Symptome erschienen. Er selbst wollte bei der Aufstellung wirklicher Krankheiten auch die Ätiologie, den

Verlauf und den Ausgang berücksichtigt sehen — die Katatonie, die er 1874 beschrieb, und die von Hecker zwei
Jahre später geschaffene Hebephrenie sollten als Beispiele
solcher Krankheiten gelten. Aber diese Stimmen verhallten
zunächst ungehört; in den klassischen Arbeiten jener Zeit
— in Westphals Zwangsvorstellungen, Mendels Paralyse,
Fürstners seniler Demenz, Samts Epilepsie, Hitzigs
Querulantenwahn, Charcots Hysterie, Morels und Magnans Arbeiten über die Entartung — sind Wirkungen dieser
Anregungen nur ganz vereinzelt zu finden. Ein Wandel trat
erst ein, als Kraepelin in der 5. Auflage seines Lehrbuches
1896 den auch von ihm bisher vertretenen, alten symptomatologischen Standpunkt aufgab, um sich Kahlbaums
klinische Grundsätze zu eigen zu machen. Noch im Jahre
1895 hatte hier Kemmler die Depressionszustände der
jugendlichen Lebensalter im rein symptomatologischen Sinne
behandelt. Jetzt wurde aus Kahlbaums Katatonie und
Heckers Hebephrenie die Dementia praecox, aus Falrets und Baillagers zirkulären Psychosen das manischdepressive Irresein — in wenigen Jahren schuf die zielbewußte Arbeit der Kraepelinschen Schule einen klinischen
Bau, dessen Grundmauern heute noch stehen.

Wie es dann weitergegangen ist, wie Kahlbaums klinische Grundsätze allmählich überspannt und so schließlich
lahm geworden sind, wie sich dann — genau 10 Jahre nach
dem Beginn der eigentlichen „klinischen" Ära — Hoche
gegen das Dogma von der anatomischen Bedingtheit
aller Psychosen und gegen das von den Krankheitseinheiten gewandt und seine Syndromenlehre aufgestellt
hat, wie Bonhoeffers Lehre von den exogenen Reaktionsformen auf dem organischen und die von mir und
anderen geschaffene Typenlehre auf dem funktionellen
Gebiet an die Stelle der Krankheitseinheiten getreten sind,

wie sich aus alledem neue Gesichtspunkte für die Ursachen-
lehre, für das Studium der ererbten körperlichen und
seelischen Anlage, von Temperament und Charakter,
von Milieu und Erlebnis und, neben der neuen psychologischen Einstellung, klinisch schließlich das entwickelt hat,
was Birnbaum als den Aufbau der Psychose und als
Strukturanalyse bezeichnet, das alles habe ich in meinem
Innsbrucker Referat[1] so ausführlich auseinandergesetzt,
daß ich wohl darauf verweisen darf. Wenn wir den Weg,
den die klinische Psychiatrie in dieser Hinsicht zurückgelegt
hat, an einem Beispiel aus unseren Versammlungsberichten
festlegen wollen, so dürfen wir vielleicht das der Paranoia
wählen, jenes Problem also, in dessen Behandlung sich so
ziemlich die ganze Geschichte unserer Wissenschaft wieder-
spiegelt und in dessen heutiger Darstellung sehr viele Fäden
— ich erinnere an Wernickes überwertige Ideen, an Fried-
manns, Spechts, Bleulers und Gaupps Untersuchungen
über den Wahn, an Freuds Komplexe, an H. Maiers kata-
thyme Wahnbildungen, an Kretschmers sensitiven Be-
ziehungswahn — zusammenlaufen. Vergleichen wir die Vorträge über paranoische Erkrankungen, die hier Kirn im
Jahre 1881, Gierlich 1904, Wilmanns 1909, Weygandt
1910 und Gaupp 1924 gehalten haben, so tritt die Entwicklung von der symptomatologischen zur klinischen und
von dieser zur strukturanalytischen und zugleich psychologischen Betrachtungsweise überaus deutlich hervor.

Übrigens liegt es in der Natur dieser Wanderversammlung, daß alle diese Sonderfragen der klinischen Psychiatrie
hier doch verhältnismäßig wenig und nicht allzu eingehend
behandelt worden sind. Die meisten Vortragenden haben
sich mit Recht bemüht, den ganzen Hörerkreis für ihre Mitteilungen in Anspruch zu nehmen, und so liegen über die

---

[1] Münch. med. Wochenschr. 1924, Nr. 46, S. 1595—18599.

soeben skizzierten Probleme nur vereinzelte Mitteilungen vor, unter denen als die wichtigste die von Hoche über neue Strömungen in der Psychiatrie aus dem Jahre 1912 erwähnt werden mag. Im ganzen sind in Baden-Baden andere psychiatrische Fragen häufiger und gründlicher behandelt worden, die entweder, wie die vergleichende Psychiatrie, über die Kraepelin 1904 vorgetragen hat, allgemeines oder, wie die gerichtliche Psychiatrie, ein mehr praktisches Interesse besaßen, oder aber endlich solche, die ihrer Natur nach der Neurologie näher lagen und zugleich auf greifbarere und dauerhaftere Ergebnisse hoffen ließen.

Der erste psychiatrische Vortrag, der hier 1876, und zwar von Rinecker gehalten worden ist, hat von syphilitischen Psychosen gehandelt. Ihm ist erst sieben Jahre später eine Mitteilung von Zacher über das Verhalten der Reflexe bei der Paralyse und 1886 eine von Fürstner über die spinalen Veränderungen bei dieser Krankheit gefolgt. Auch in den folgenden Jahren hat sich die Behandlung dieses Themas auf symptomatologische Einzelheiten beschränkt, ohne daß große und neue Gesichtspunkte hervorgetreten wären. Erst 1903 setzt eine neue Bewegung ein. Damals hat Gaupp das Referat über die Prognose der Paralyse erstattet und Brosius seinen bekannten Beitrag zur Frage der Lues nervosa gebracht. In derselben Versammlung finden wir aber auch jenen Vortrag von Schönborn über die Zytodiagnose des Liquors, durch den die Untersuchungen von Widal, Siçard und Ravout, soviel ich weiß, zum erstenmal auch nach Deutschland übertragen worden sind. Alle diese Arbeiten fallen zeitlich mit dem Abschluß von Nissls und Alzheimers Untersuchungen über die Anatomie der progressiven Paralyse zusammen. Seitdem ist das Thema der syphilitischen Geistesstörungen nur ganz vorübergehend, im Kriege, von unserer Tages-

ordnung verschwunden. 1910 hat Strassmann über Spirochäten im Gehirn, Rückenmark und in den Meningen, 1911
Nonne über seine vier Reaktionen und zugleich Treupel
über die Salvarsantherapie berichtet. 1913 warf Schultze
die Frage nach der Heilbarkeit der progressiven Paralyse auf, und 1914 hatten Nonne und Dreyfus Liquor-
untersuchungen bei isolierter Pupillenstarre gemacht. 1915
trug Steiner über experimentelle Liquoruntersuchun-
gen bei Syphilis, 1916 Weichbrodt über seine eigene Li-
quorreaktion vor; 1917 und 1919 hat Jahnel die Rolle der
Spirochäten bei der Entstehung der Paralyse erörtert und im Jahre darauf Hoche die grundsätzliche
Heilbarkeit der Paralyse betont. „Ich zweifele nicht
daran“, meinte er, „daß die Jüngeren unter uns den Tag
noch sehen, an dem die Paralyse uns nur noch historisch
interessiert.“ Auf dem Wege zu diesem Ziel liegen die Mitteilungen von Plaut und Steiner über Rekurrensimp-
fungen und von Weichbrodt über die Therapie der
Paralyse, die im Jahre 1919 gemacht worden sind. Der
ganze Fragenkomplex, der heute die syphilitischen Geistesstörungen umschließt, ist hier von den verschiedensten
Seiten aus behandelt worden, und wer von der Geschichte
der Paralyse in den letzten 50 Jahren nichts weiter wüßte
als das, was unsere Versammlungsberichte enthalten, würde
ein ziemlich vollständiges und zutreffendes Bild von der
Vielseitigkeit und Schwierigkeit dieser Fragen sowohl wie
von der Intensität der Arbeit bekommen, die zu ihrer Lösung
aufgewandt wird.

1920 ist dann zu diesem Problem ein neues getreten,
das uns durch die Encephalitis epidemica gestellt worden ist und das wieder die Neurologie und die Psychiatrie
in gleichem Maße berührt. Aber es betrifft bekanntlich gar
nicht die Klinik allein; anatomische und physiologische Ge-

sichtspunkte, ja selbst die grundsätzliche Frage nach den Beziehungen zwischen Gehirngeschehen und Bewußtseinsvorgängen, nach dem Verhältnis von dem subjektiven Erlebnis des Wollens und dem objektiven Vorgang der Bewegung und des Handelns sind erneut aufgetaucht, und so lehrt auch dieses von niemand vorauszusehende klinische Ereignis wieder, daß man keine wissenschaftliche Überzeugung und keine Fragestellung als endgültige ansehen darf.

Das ist, glaube ich, auch das wichtigste Ergebnis, das eine solche Übersicht über eine lange Zeitstrecke einer wissenschaftlichen Entwicklung zu bringen vermag. Jeder Fortschritt bringt neue Fragen und mancher hebt lieb gewordene Voraussetzungen auf. Immer wieder kommen wir, wie in einer Gebirgsbahn, nach langer Kehre beinahe an den Ausgangspunkt zurück, aber immer stellt sich bei genauem Zusehen heraus, daß der inzwischen erreichte Standpunkt doch um einiges über dem früheren liegt. Es wäre traurig, wenn sich bei einer so jungen Wissenschaft in 50 Jahren die Zahl der Probleme und der Umfang unseres Wissens nicht vergrößert hätten, aber wir dürfen darüber hinaus feststellen, daß auch eine Vertiefung der Forschung, in vieler Hinsicht sogar eine Verinnerlichung unserer Arbeit erreicht worden ist. Die Fragestellungen vor 50 Jahren verblüffen uns gelegentlich durch ihre Simplizität. Man war jung damals; es gab kein Problem, dessen Lösung man sich nicht zugetraut hätte, und fast immer hat man sich die Wege zur Lösung ungemein einfach gedacht. Gewiß haben sich viele Dogmen jener Zeit inzwischen als Irrtum erwiesen, aber hier wie immer haben uns auch falsche Gedanken auf richtige Wege geführt, und auch auf Umwegen sind wir zu brauchbaren Ideen gelangt. In nochmals 50 Jahren wird es ebenso sein. Wieder wird das meiste von dem, was wir heute glauben und lehren, vergessen oder unrichtig sein, und wieder wird unsere Arbeit eine unerläßliche Voraussetzung für die der nächsten Generationen bedeuten.

Niemand wird voraussagen können, wie sich diese Entwicklung im einzelnen vollziehen wird. Im ganzen lehrt das Schicksal dieser Versammlung, daß Zeiten der zunehmenden Spezialisierung und der genauen Erforschung einzelner Tatsachen immer wieder von anderen abgelöst werden, in denen große Gesichtspunkte eine Zusammenfassung aller Kräfte und einen Überblick über ganze Wissensgebiete erfordern. Gewiß, der Respekt vor den Tatsachen und eine exakte naturwissenschaftliche Methodik müssen auch für uns, und gerade für uns, die ersten Forschungsgrundsätze bleiben; aber Zweck hat jede Methodik und Sinn hat jede Tatsache nur, wenn glückliche Ideen sie in einen allgemeinen Zusammenhang fügen. Daß es an solchen Ideen nicht fehlen möge, das ist der Wunsch, mit dem wir das zweite halbe Jahrhundert unseres Wanderns nach Baden einleiten wollen.

# Die Revision der Neurosenfrage[1].

M. H.! Sie haben eine Aussprache über die Revision der Neurosenfrage gewünscht. Ich glaube, die erste Voraussetzung für eine Verständigung über dieses Problem müßte eine gewisse Klarheit darüber sein, was das Wort Neurose früher bedeutet hat und was es heute bedeutet. Keiner von uns wird den weiteren Gang einer Forschung durch Majoritätsbeschlüsse festlegen wollen, und was wir hoffen dürfen, ist lediglich: aus der bisherigen geschichtlichen Entwicklung Schlüsse auf die Richtung zu ziehen, die die Neurosenlehre in Zukunft voraussichtlich einschlagen wird.

Das Wort Neurose soll zuerst Ende des 18. Jahrhunderts von dem Schotten Cullen gebraucht worden sein. Es besaß zunächst offenbar durchaus keinen eng umschriebenen Sinn. Auf alle möglichen Nervenleiden, ja auf die allermeisten neurologischen Symptome finden wir es angewandt, ohne daß die Frage nach der pathologischen Anatomie, nach der körperlichen oder seelischen Bedingtheit überhaupt aufgetaucht wäre. Moritz Heinrich Romberg z. B. hat (1840 und 1846) schlechthin alle Erkrankungen der peripheren Nerven, des Rückenmarks und des Gehirns Motilitäts- oder Sensibilitätsneurosen genannt, so daß nicht nur alle Formen von (peripherer, spinaler und zerebraler) Läh-

---

[1] Referat, erstattet auf der 15. Jahresversammlung des Vereins deutscher Nervenärzte in Kassel am 3. September 1925. Münch. med. Wochenschrift 1925, Nr. 43, S. 1815—1819.

mung, sondern auch die Tabes und die Paralyse unter diese Bezeichnungen fielen.

Immerhin wurde zu Rombergs Zeiten der Begriff der Neurosen dadurch schon etwas eingeengt, daß manche Ärzte unter ihnen nur noch die Reflexneurosen verstanden. Wir kennen diese Reflexneurosen ja noch aus gewissen Zugeständnissen, die ihnen von Oppenheim in der Behandlung der Kriegsneurosen gemacht worden sind. aber im ganzen gibt es, wenn wir von Bossis Albernheiten absehen, heute lediglich in der Reflexepilepsie einen einzigen, ziemlich harmlosen und wenig lebensfähigen Enkel. Was man vor 50 Jahren in dieser Hinsicht für möglich gehalten hat, sah bedenklicher aus. Wieder einmal hatte man, wie einst Hippokrates, die Hysterie mit den Geschlechtsorganen in Verbindung gebracht, diesmal aber diese Beziehung in die damals neueste Tracht der Reflexlehre von M. Hall und Ch. Bell zu kleiden versucht. Ich selbst habe in Freiburg noch mehrere Frauen gesehen, die durch Alfred Hegar dieser Lehre wegen ihrer Eierstöcke beraubt worden waren.

Seither ist es dann freilich den Reflexneurosen selber recht schlecht gegangen. Aber sie waren noch nicht zu Grabe getragen, da hatte das Wort Neurose schon einen neuen Inhalt bekommen. Wie überall in der Medizin seit Virchow war man in der zweiten Hälfte des vorigen Jahrhunderts auch in unserem Fache bemüht, für jedes Leiden eine pathologisch-anatomische Grundlage zu finden, und da das natürlich nicht gleich restlos gelang, so entstand das Bedürfnis nach einem Wort, das den weißen Stellen der neurologischen Landkarte, den „funktionellen“ Krankheiten, entsprach. Etwa von den siebziger Jahren an hießen Neurosen nervöse Störungen mit noch nicht bekannter pathologischer Anatomie.

Dieses unser Nichtwissen war damals bekanntlich recht groß. Noch in Erbs Darstellung der Nervenkrankheiten in Ziemssens Handbuch vom Jahre 1874 sind 520 Seiten den Neurosen allein der peripheren Nerven und nur 33 Seiten ihren anatomischen Erkrankungen gewidmet. Außerdem wurden in demselben Werk nicht bloß die Hysterie und gewisse vasomotorisch-trophische Störungen, sondern auch Epilepsie, Tetanus, Katalepsie, Tremor, Paralysis agitans und die Chorea zu den Neurosen gerechnet. Inzwischen — Herr Kollege Redlich hat das ja heute noch einmal auseinandergesetzt — ist freilich eine große Anzahl von diesen Leiden in das Lager der organischen Erkrankungen übergetreten, und jedem von uns ist es klar, daß wir über die körperlichen Grundlagen der Epilepsie z. B., der Paralysis agitans und der verschiedenen Choreaformen noch sehr viel hinzulernen werden. Aber gibt es nicht noch Neurosen in einem ganz anderen Sinn? Wie ist es denn mit den Psychoneurosen?

Dies ist das Problem, dessen Behandlung nach der Verabredung der Referenten mir überlassen sein sollte, ein Problem, das wir zwar nicht lösen werden, mit dem wir uns aber auseinandersetzen müssen. Es besitzt einen Januskopf: nach rückwärts blickt es auf die pathologische Anatomie; uns selbst weist es auf die Psychologie.

Erb hatte 1874 erklärt, daß beide Gruppen von Nervenkrankheiten (die organische und die funktionelle) in mannigfacher Weise und ohne scharfe Grenzen ineinander übergingen, und daß die Zukunft uns ihrer Verschmelzung immer näher führen, d. h. als die Grundlage auch der funktionellen Störungen bestimmte, wenn auch noch so feine anatomische Veränderungen kennen lehren würde. Das erinnert an gewisse Formulierungen, die Oppenheim während des Krieges seiner Lehre von den traumatischen Neurosen gegeben hat;

es erinnert aber zugleich an manche Versuche noch der allerletzten Zeit, auch die Psychoneurosen auf greifbare anatomische Verhältnisse zu beziehen.

Zugleich hat sich aber in zunehmendem Maße eine psychologische Betrachtung dieser Neurosen durchgesetzt. Schon früh, bei Sydenham, Ende des 18. Jahrhunderts, finden sich Andeutungen davon. Schärfer und systematischer hat die seelische Bedingtheit mancher nervöser Störungen Briquet (1859) betont, dessen Auffassungen dann in der zweiten Hälfte des vorigen Jahrhunderts von Charcot, Janet, Liébeaut, Bernheim und Forel, von Hasse, Liebermeister, Strümpell, Moebius, Westphal und Binswanger übernommen und fortentwickelt worden sind. Auch Oppenheim, der den meisten von uns vom Kriege her als scharfer Verfechter eines rein somatologischen Standpunktes erscheint, hat 1889 für die Entstehung der traumatischen Neurosen in erster Linie den Schreck, die gemütliche Erschütterung verantwortlich gemacht. „Die Verletzung“, hieß es damals, „schafft also direkte Folgezustände, die aber in der Regel keine wesentliche Bedeutung gewinnen würden, wenn nicht die krankhaft alterierte Psyche in ihrer abnormen Reaktion auf diese körperlichen Beschwerden die dauernde Krankheit schüfe.“

Aber nun kommt das Merkwürdige. Derselbe Autor hat von denselben Krankheiten während des Krieges gemeint, daß „der mechanische Insult des Vorbeisausens der Geschosse“, „auch ohne eine Verletzung zu setzen, organische Veränderungen am Nervenapparat erzeuge“, und daß bei peripheren Nervenverletzungen „der sensible Reiz als Erschütterungswelle ins Gehirn dringe und dort jene Veränderungen“ hervorriefe, die in den nervösen Allgemeinsymptomen ihren Ausdruck fänden. Gewiß hat Oppenheim im weiteren Verlauf des Krieges diese Ansicht in immer neuen Wendungen abgeschwächt und schließlich von einer Verlagerung feinster Elemente, von einer Sperrung von Bahnen, einer Zerreißung von Zusammenhängen, einer Diaschisis, kurz von allen möglichen Vorgängen gesprochen, die zwar dem Auge des Mikroskopikers entgehen würden und die auch keine definitive Zerstörung irgendeines Nervengebildes darstellten, die aber auf jeden Fall Leitungshindernisse für die motorischen sowohl wie für die sensiblen Impulse schüfen. Er hat daneben immer auch noch die seelische Schädigung, Gemütsbewegungen und Erwartungsvorstellungen zur Erklärung mancher Krankheitsbilder herangezogen; aber das Entscheidende ist: ihm ist niemals zum Bewußtsein gekommen, daß man nicht denselben Zustand auf erworbene organische Veränderungen beziehen und gleichzeitig aus (ursprünglich normal-) psychologischen Voraussetzungen ableiten kann. Das läßt sich nur historisch verstehen. In Oppenheims Jugend sagte man überall und immer Gehirn, wenn man die Seele des Neurotikers meinte, und immer ließ man, wie Gowers z. B., die zerebralen Funktionen aus dem Gleichgewicht kommen, wenn sich der Kranke innerlich oder äußerlich unsicher zeigte. Es war dies einfach die Sprache der Zeit, aber es war auch die einzige Flagge, unter der sich damals in medizinische Abhandlungen psychologische Betrachtungen einschmuggeln ließen.

Im ganzen schien die psychologische Struktur vieler Neurosen schon in der zweiten Hälfte der siebziger Jahre in dem Maße gesichert zu sein, daß man nicht mehr über sie, sondern nur noch darüber stritt, ob die Pariser Schule unter Charcot oder die Nancyer unter Bernheim dem Wesen der Hysterie besser gerecht werden könne. Da trat 1880 Beard mit seiner Neurasthenie auf den Plan. Mit einem Schlage gelangte die somatologische Betrachtungsweise wieder zur Herrschaft — es gibt wohl keinen zweiten Fall in der Geschichte der Medizin, in dem ein bloßes Wort so große wissenschaftliche Wirkungen und zugleich den Anschein so vieler neuer Erkrankungen herbeigeführt hat. In Wirklichkeit entstanden natürlich auch diesmal die Krankheiten nicht, weil die Nöte einer überhasteten Zeit auf eine kurze klinische Formel gebracht worden waren. Diese Krankheiten waren immer schon da; man hatte sie nur mit anderen Augen gesehen. Den Grund jedoch, warum nun auf einmal alle Welt neurasthenisch sein wollte, hat wohl Monakow richtig erkannt: hier wurden subjektive nervöse Beschwerden mit einer objektiven körperlichen Störung erklärt und damit jeder moralischen Betrachtung entzogen. Das hat zweifellos auf viele Kranke als eine wesentliche Entlastung gewirkt. Man hätte sie ihnen gönnen dürfen; eine andere Form der Propaganda jedoch, die törichten Worte: „Die Neurastheniker sind das Salz der Erde" und „Nur die Neurastheniker leisten etwas" brauchen wir ihren Urhebern darum noch nicht zu verzeihen.

Beards Neurasthenie, eine im wesentlichen somatisch bedingte, reizbare Schwäche des nervösen Zentralorgans, hat eine Zeitlang alles in sich aufgesogen, was bis dahin an funktionell nervösen Störungen bekannt geworden war. Aber, was schlimmer ist, die Behauptung, in der technischen Entwicklung, in dem Anwachsen der Großstädte, in der Veränderung des Lebenstempos, in dem verschärften Kampf ums Dasein sei die alleinige Ursache dieser angeblich neuen Krankheit zu suchen, diese Behauptung hat vorübergehend alles verschüttet, was über Konstitution und Vererbung, über die seelische Verursachung und die feinere Struktur psychisch abnormer Persönlichkeiten und was schließlich über die Psychotherapie der funktionellen Neurosen an Kenntnissen gerade damals zu entstehen begann. Dies war die Zeit, in der Paul Dubois das bittere Wort prägen konnte: „Zwischen Medizin und Tierarzneikunde besteht nur noch ein Unterschied bezüglich der Kundschaft".

Wir wissen, daß die Neurasthenie in der allgemeinen Praxis auch heute noch ebenso wirkt, ja daß sie vielfach nicht bloß alles im engeren Sinne Nervöse, sondern auch die meisten leichteren Psychosen, die manisch-depressiven sowohl wie die schizophrenen, mit einschließt. Aber davon soll hier nicht die Rede sein. In der wissenschaftlichen Entwicklung schlug das Pendel doch verhältnismäßig bald wieder zurück. Namentlich die französischen Forscher und mit ihnen Forel, Bleuler und Dubois haben die psychologische Auffassung dauernd verteidigt, und 1894 konnte Charcot im Vorwort zu einem Buche Janets mit Recht betonen, daß er die Hysterie von jeher als eine im wesentlichen geistige Störung dargestellt habe. Jetzt schuf Janet seine Psychasthenie; Charcot und Raymond unterschieden (1907) die Hysterie, die Hypochondrie und die Neurasthenie; Paul Dubois wollte Hypnotismus und Suggestion durch seine Persuasionsmethode ersetzen; und zugleich eroberten Freuds psychoanalytische Lehren einen beträchtlichen Teil zuerst der ärztlichen und dann der nicht-ärztlichen Welt.

Immerhin finden wir unter all diesen psychologischen Wellen dauernd noch eine somatologische Unterströmung, und auch diese müssen wir schon deshalb verfolgen, weil sie schließlich in der Gestalt der modernen Konstitutions-lehre wieder an die Oberfläche gelangt. Wir sahen die Reflexneurosen versinken und fanden an ihrer Stelle ziemlich unverbindliche Deklamationen über Gehirn- und Nerven-dynamik — für diese ist die „reizbare Schwäche" natürlich ein unübertreffliches Stich- und Schlagwort gewesen. Dann aber kommt die Humoralpathologie wieder hoch, und mit ihr wird eine sehr alte Hypothese ans neurologische Ufer gespült: Hippokrates hatte die Hysterie auf das Pneuma, auf die Dünste zurückgeführt, die vom Uterus zum Gehirn aufsteigen sollten. Nun, von Pneuma und Dünsten sprechen wir nicht, wohl aber von Hormonen, die die Ovarien entlassen, und durch die das nervöse Gleichgewicht gestört werden soll — das macht nicht allzuviel Unterschied aus.

Hier wollen wir zunächst stehen bleiben. Warum will denn die somatologische Betrachtungsweise trotz aller psychologischen Einstellung so gar nicht verschwinden? Und: Können denn somatologische und psychologische Anschauungen nicht nebeneinander bestehen? Ich glaube, sie könnten es schon, aber es ist eine Bedingung dabei: wir müssen dann ganz bestimmte Voraussetzungen über das Wesen der funktionellen Störungen machen.

Nissl hat sich im Jahre 1902 einmal mit Entschiedenheit gegen die Psychiater gewandt, die immer wieder erklärten, daß die pathologische Anatomie der Neurosen zwar noch nicht bekannt, daß sie aber doch vorhanden wäre, und die trotzdem gewisse hysterische Zustände psychologisch zu erklären versuchten; er selbst hat demgegenüber mit voller Geradlinigkeit die Gleichstellung der Hysterie mit der progressiven Paralyse verlangt und für sie wie für alle Neurosen schlechthin jede psychologische Erklärung verworfen. Nissl hatte damit von seinem Standpunkte aus vollkommen recht. Wenn die Hysterie eine pathologische Anatomie im Sinne der Paralyse besäße, so wäre es töricht, sich über ihre Psychologie den Kopf zu zerbrechen. Freilich: „Wenn!“ Nicht der Schluß, aber die Voraussetzung war falsch. Richtig war, was Hoche in einem Referat über die Differentialdiagnose zwischen Epilepsie und Hysterie (in voller Übereinstimmung mit Gaupp) fast unmittelbar nach Nissls Vortrag klar ausgedrückt hat: daßdie Hysterie eine pathologische Anatomie im Sinne der Paralyse nicht nur noch nicht besäße, sondern nicht besitzen könne und deshalb niemals besitzen würde.

Hier bekommt endlich der Begriff der Neurose und mit ihm der der funktionellen Krankheiten einen mehr als vorläufigen Sinn. Auch das Wort „funktionell“ war bisher immer nur eine Art von Fragezeichen gewesen. Gewiß, an seelische oder nervöse Krankheiten ohne körperliche Korrelate glaubt auch heute kein Mensch[1]. Aber an etwas anderes glauben wir: an gradweise Abweichungen nicht sowohl der Struktur als der Funktion des Nervengewebes, an rein quantitative Anomalien, die genau so Spielarten der gesunden physischen Anlage bedeuten, wie ihnen seelisch Varianten des normalen psychischen Verhaltens entsprechen. Das ist es, was wir unter funktionellen Störungen verstehen, und sie setzen wir auch bei den Psychoneurosen voraus. Es ist klar, worin der Unterschied gegenüber den organischen Krankheiten liegt; wenn die Spirochäte in das Gehirn einwandert, wenn ein Tumor wächst, eine Blutung oder eine von außen kommende Gewalt nervöses Gewebe zerquetscht, immer handelt es sich um einen — psychologisch betrachtet — durchaus sinnlosen Vorgang; immer werden die natürlichen materiellen Bedingungen des seelischen Lebens von Grund auf verändert, und immer ist es, als griffe ein Kind mit ungeschickten Händen planlos in das Räderwerk einer Uhr. Das pflegt anders zu wirken, als wenn wir selbst nur die Länge des Pendels verändern.

---

[1] Ich darf dabei bemerken, daß alle hier angestellten Erwägungen das philosophische Leib-Seele-Problem gar nicht berühren. Begreifen würden wir den Zusammenhang zwischen psychischen und körperlichen Vorgängen auch dann nicht, wenn wir in jedem einzelnen Falle wüßten, was sich auf beiden Seiten entspricht. Dieses tatsächliche Wissen allein aber wäre Sache des Mediziners, alles weitere gehört in die Philosophie.

Dies aber ist der Fall der funktionellen Neurosen. Daß
auch hinter ihnen körperliche Veränderungen, man mag sie
sich dynamisch oder chemisch denken, gesucht werden
müssen, versteht sich für die naturwissenschaftliche Betrachtung von selbst. Aber diese Veränderungen können sich
von denen, die sich im Gehirn auch des gesunden Menschen
dauernd abspielen müssen, lediglich quantitativ unterscheiden; die Aussichten, sie kennen zu lernen, sind also
nicht groß. Aber selbst wenn wir sie kennten, unser Recht
und unsere Pflicht zu einer psychologischen Analyse der
ihnen entsprechenden Störungen würden dadurch gar nicht
berührt — genau so, wie auch nach der Entdeckung der
Wellenbewegung des Lichts und der Funktionen der Netz-
haut das Studium der Farben, der Farbmischungen und
ihres ästhetischen Wertes nach wie vor notwendig ist. Aber
zwischen beiden Fällen ist noch ein Unterschied. Niemand
kann uns hindern, an Stelle einer Farbe eine Wellenlänge
zu nennen; genau so dürften wir gewisse seelische Zustände
auf bestimmte Gehirnvorgänge nicht nur beziehen, sondern
in der wissenschaftlichen Sprache auch durch diese Gehirnvorgänge ersetzen — ja ich muß wieder „wenn" sagen:
wenn wir auch diese Vorgänge kennten. Wir schließen aus
bestimmten Veränderungen von Lungenschall und Atmungs-
geräusch auf uns geläufige makroskopische und mikrosko-
pische Bilder. Sind wir hinsichtlich der Neurosen einmal
ebenso weit, so braucht niemand mehr vom hysterischen
Charakter und von einer psychogenen Lähmung zu sprechen,
ja selbst der Unterschied zwischen einem schlafenden und
einem wachenden Menschen wird sich dann vielleicht in
physikalischen oder chemischen Formeln ausdrücken lassen.
Aber wir wissen doch in Wirklichkeit von alledem nichts,
und solange wir nichts davon wissen, sollte unsere Nomen-
klatur auch nicht mit von der Biologie entlehnten Kulissen

Potemkinsche Dörfer errichten. Wollen und können wir denn das Studium der funktionellen Erkrankungen solange vertagen, bis wir die körperlichen Korrelate der Erregung und der Erschöpfung, der zornmütigen Gereiztheit und der Angst, des Zwangsdenkens oder der sensoriellen Übererregbarkeit — um von Willensschwäche und übertriebener Einbildungskraft, von Insuffizienzgefühl und krankhaftem Ehrgeiz, von Enttäuschungen in der Ehe und im Beruf noch gar nicht zu reden —, bis wir für alles dies die physischen Bedingungen kennen? So müssen wir uns doch wohl an die psychischen Tatsachen halten; auch bei den Neurosen müssen wir das seelische Geschehen aus seinen eigenen Voraussetzungen ableiten, in seinen eigenen Erscheinungsformen studieren und in seiner eigenen Sprache beschreiben.

Aber darum brauchen uns nicht alle körperlichen Grundlagen dieser Krankheiten dauernd verschlossen zu bleiben. Wir sahen, zerebrale Veränderungen werden sich bei ihnen vielleicht niemals nachweisen lassen; um so mehr dürfen wir aber von Kretschmers Untersuchungen über Körperbau und Charakter auch für diese Konstitutionen erwarten. Dabei werden wir allerdings alle die Fälle ausscheiden müssen, die durch eine Keimschädigung, durch eine fötale oder endlich durch eine in früher Kindheit überstandene Krankheit — ich erinnere an gewisse Folgezustände der Enzephalitis bei Kindern — verursacht worden sind. Ergeben sich dann für den Rest, d. h. für die auf ererbter Anlage beruhenden Neurosen eines Tages wirklich gesetzmäßige Beziehungen zwischen körperlicher und seelischer Eigenart, so werden wir selbstverständlich weiter fragen, was denn hinter diesen Beziehungen steht. Heute denkt dabei natürlich jeder an chemische Zusammenhänge, an Sympathiko- und Vagotonie, an endokrine Anomalien. Aber wieder denken und reden wir viel mehr davon, als daß wir etwas Sicheres wüßten, und da man von Schlagworten nicht satt werden kann, möchte ich mir einen Vorschlag erlauben. Goethe hat den Deutschen einmal geraten, sich 30 Jahre lang des Wortes „Gemüt" zu enthalten. Könnten nicht die Neurologie und die Psychiatrie für die Bezeichnungen „innere Sekretion" und „Stoffwechselanomalie" eine ähnliche Verabredung treffen, bis uns die physiologische Chemie die Möglichkeit gibt, an die Stelle von Worten Tatsachen zu setzen?

Ich sage: die Neurologie und die Psychiatrie; denn die Schranken zwischen Neurosen und Psychosen sind auf diesem funktionellen Gebiet schon lange gefallen. Man kann die nervöse oder die hysterische Anlage nicht grundsätzlich anders behandeln als die paranoiden oder die manisch-depressive Konstitution. Die Erfahrung lehrt, daß sich nicht nur die Symptome in den akuten Zustandsbildern, sondern auch diese Anlagen selber innig durchflechten. Daß man aber bei einem bloß Nervösen noch nicht von einer Geisteskrankheit im sozialen Sinne sprechen und daß man ihn nicht gegen seinen Willen einsperren kann, das ist, abgesehen davon, daß beides für Manisch-Depressive oft genug ebenso gilt, für die wissenschaftliche Betrachtung natürlich gar kein Gesichtspunkt.

Damit komme ich zu dem wichtigsten Ergebnis, zu dem die Klinik durch die geschichtliche Entwicklung der Neurosenlehre geführt worden ist. Was für das Verhältnis von funktionellen Neurosen und Psychosen gilt, gilt genau so für die Beziehungen der Neurosen sowohl wie dieser Psychosen untereinander. Es gilt mit einem Worte für alles, was an nervösen Störungen nicht durch grobe Eingriffe in ein früher gesundes Gehirn, sondern auf dem Boden einer ererbten Anlage entsteht. Innerhalb des funktionellen Gebiets müssen wir auf die Aufstellung scharf abgesetzter

5*

Krankheitsformen, auf ein starres Krankheitssystem grundsätzlich und für alle Zukunft verzichten.

Warum drängen sich uns denn bei der Betrachtung dieser Erkrankungen immer wieder psychologische Erklärungen auf? Weil sie der Gesundheit wirklich viel näher stehen als etwa der progressiven Paralyse, weil sie, bei der Vererbung stets von neuem gebildet, einfach quantitative Abweichungen vom durchschnittlichen seelischen Geschehen bedeuten. In manchen Grenzfällen dieses Gebietes läßt sich ja schon die Frage: gesund oder krank? nicht entscheiden. Sogar das Symptom sehen wir in seinen letzten und feinsten Äußerungen schließlich in der Psychologie des gesunden Menschen verschwinden, und so gibt es hier in der Tat, was es auf dem organischen Gebiete wenigstens theoretisch nicht geben kann: fließende Übergänge in die Gesundheit. Wenn es aber so ist, wenn alle diese Konstitutionen und Reaktionen in letzter Linie dem gemeinsamen normalen Boden entstammen, so ist es klar, daß sie sich auch gegeneinander nicht scharf absetzen können. Wir dürfen doch hier so wenig wie in der Botanik und Zoologie Rücksichten der Natur auf unser klassifikatorisches Bedürfnis verlangen. Jedenfalls nimmt sie sie nicht, und so entsteht durch lauter sich überschneidende Kreise ein uns aus der Biologie längst geläufiges Bild: eine unendliche Mannigfaltigkeit, die man nicht einteilen, sondern aus der man nur einzelne Typen herausgreifen kann — so etwa, wie man auch in der Gesundheitsbreite gewisse Temperamente gleichfalls als Typen, als Marksteine zur Orientierung, benutzt. Typen aber bedeuten immer schon eine Abstraktion, aus vielen Fällen das arithmetische Mittel. Darum gleicht keine funktionelle Krankheit der anderen, darum hat jeder Psychopath sein besonderes Gesicht, und darum ist es eine Sache der Willkür, ob man diese Krankheit oder jene Konstitution so oder anders umreißt. Sogar die einzelnen nervösen Symptome lassen sich scharf voneinander nicht trennen und noch weniger auf die verschiedenen Krankheiten und Konstitutionen verteilen.

Es gab einmal eine Krankheit Hysterie, genau so wie eine Hypochondrie und Neurasthenie. Sie sind verschwunden; an die Stelle der Krankheitseinheit ist das Syndrom und an die der klinischen Systematik ist die Strukturanalyse getreten, die jedes Krankheitsbild aus ererbten und erworbenen Ursachen, aus Anlage und körperlichen und seelischen Anlässen aufzubauen versucht. Das ist reizvoll, aber nicht leicht. Schon die Vererbungsfrage sah vor 30 Jahren viel einfacher aus. Damals glaubte man entweder an den Polymorphismus — die Nervosität war noch für Moebius die Matrix, aus der alle endogenen Psychosen entstanden — oder an die geradlinige Übertragung der einen oder der anderen Krankheitstendenz; heute sehen wir alle möglichen, gesunden und kranken Anlagen sich durchflechten und dadurch eben jene Mannigfaltigkeit der Konstitutionen entstehen, die jeden Versuch einer starren Systematik von vornherein aussichtslos macht.

Auch die nach der Geburt wirkenden Ursachen — Milieu und Erlebnis, Erziehung, Schicksal, Beruf, Ehe u. dgl. — sind nicht weniger schwer auseinanderzulegen; ja selbst das läßt sich oft nicht entscheiden, wie groß der Anteil der Anlage und der im Leben erworbenen körperlichen oder seelischen Schädlichkeiten ist. Selbst die Sonderstellung der neurasthenischen Reaktionen ist so wieder einigermaßen problematisch geworden. Die Neurasthenie sollte, wie gesagt, auf Erschöpfung beruhen, und dementsprechend sprechen wir auch heute nur da von einem neurasthenischen Syndrom, wo sich von außen kommende und über den Körper gehende Ursachen nachweisen lassen. Es ist natürlich bis zu einem gewissen Grade auch immer noch möglich, die so bedingten Zustandsbilder — nach einem Typhus oder einer Influenza z. B. — annähernd rein herauszuschälen. Aber um die Anlage kommen wir darum doch nicht herum; denn nicht jeder reagiert auf die gleiche Infektion mit gleichen und mit gleich schweren nervösen Symptomen. Und das gilt ganz allgemein: wenn einer im Schützengraben zu zittern oder im ärztlichen Beruf Morphium zu spritzen beginnt, wenn er unter gewissen Verhältnissen zum Trinker wird oder zum Selbstmord gelangt, so wird man auch dafür zunächst die von außen kommenden Ursachen verantwortlich machen. Die einfache Erwägung jedoch, daß sich viele Menschen unter den gleichen Umständen anders, d. h. gesünder verhalten, zwingt auch hier wieder zu der Annahme auch eines konstitutionellen Moments.

Daß sich dabei das Kräfteverhältnis zwischen Konstitution und im Leben erworbener Ursache in jedem Falle verschieden gestaltet, ist ebenso klar, wie daß die erworbenen Schädlichkeiten nicht bloß auf seelischem, sondern auch auf körperlichem Gebiete gesucht werden müssen. Psychogene Symptome z. B. sind — ceteris paribus natürlich — beim Alkoholismus, bei der Paralyse, beim Hirntumor, im Klimakterium und bei der senilen Demenz, sind nach einer Kohlenstoffvergiftung, einem Erhängungsversuch, einem Typhus usf. von jeher häufiger beobachtet worden als bei durch äußere Schädlichkeiten nicht geschwächten Personen. Auch im Kriege haben neben den seelischen auch körperliche Schädigungen, wie die von Monat zu Monat schlechter werdende Ernährung, die Störungen des Schlafes, die Folgen überstandener Infektionen die Disposition zum Auftreten nervöser Symptome gesteigert. Dabei müssen weder die angeborene noch die erworbene Disposition immer den ganzen Körper betreffen. Nervöse Störungen aller Art — ich erinnere an die psychogene Blindheit und Taubheit, an Aphonie und Stottern, an die Inkontinenz der Blase, an Herz- und Magenneurosen — sehen wir bei sonst rüstigen Menschen in Organen auftreten, die entweder von Hause aus schwach angelegt oder erst während des Lebens geschwächt worden waren.

Der Hergang im einzelnen ist bekanntlich nicht immer der gleiche. Zuweilen wird die Aufmerksamkeit des Kranken durch körperliche Beschwerden auf das geschwächte Organ gelenkt und dadurch eine psychogene Überlagerung oder eine spätere Nachahmung der ursprünglich somatischen Störungen herbeigeführt. Oder die Kranken verlieren die Unbefangenheit ihrem Körper gegenüber, die insbesondere zum Wiederfinden einer einmal verloren gegangenen Innervation, zur Beseitigung eines Krampfes, zum Unterdrücken eines Reizhustens usf. erforderlich wäre. Aber auch das mag vorkommen, was Kretschmer willkürliche Reflexverstärkung genannt hat. Oder gerade das Umgekehrte: daß nämlich automatische Vorgänge durch den Wegfall der normalen psychischen Regulierung zu einer krankhaften Selbständigkeit gelangen. Im ganzen halte ich die Aussichten, uns hier, an der Grenze von psychischem und körperlichem Geschehen, klare und plastische Vorstellungen zu bilden, deshalb nicht für groß, weil wir doch über das Zustandekommen schon der einfachsten Willkürbewegung beim Gesunden auch nichts Sicheres wissen. Auf dem organischen, auf rein körperlichem Gebiete, bei der Erklärung der Apraxie oder der sog. striären Symptome z. B., liegen die Dinge natürlich anders; aber wenn ich meinen rechten Arm heben will und er dann wirklich in die Höhe geht — was geschieht denn da in meinem Gehirn? Ich weiß, die Pyramidenzellen. Gewiß, aber vorher? Auch dem Entschluß und seinem Umsatz in die Handlung muß doch physiologisch etwas entsprechen. Darüber wissen wir nichts, und doch sind es gerade diese Vorgänge, die bei den hysterischen Bewegungsstörungen, sie mögen in Hyper- oder in Akinesen bestehen, irgendwie verändert gedacht werden müssen.

Um so notwendiger wird immer die psychologische Frage bleiben, wie ein Mensch dazu gelangt, gewisse Mechanismen, die bei ihm, bei vielen oder bei allen Leuten bereit liegen, in Anspruch zu nehmen. Die Zeiten, in denen man sich bei der Diagnose einer hysterischen Lähmung oder einer nervösen Tachykardie beruhigte, sind nun einmal vorbei. Aber auch die sind vorüber, in denen ein Fall für aufgeklärt galt, wenn sich eine bestimmte nervöse Konstitution nachweisen ließ. Jetzt wollen wir außer der Konstitution auch die seelischen Zusammenhänge kennen lernen, die diesmal die von uns gefundenen Syndrome ausgelöst haben. Das ist unser aller gemeinsames Ziel, unsere Schulen mögen noch so weit auseinander liegen und sich noch so bitter befehden. Ich persönlich bin dabei der ketzerischen Meinung, daß sich keine von diesen Schulen im Besitze des allein echten Ringes befindet. Weder Strümpells Begehrungsvorstellungen, noch das Machtbedürfnis der Adlerschen Individualpsychologie oder der sexuelle Komplex der Psychoanalyse werden allen nervösen Persönlichkeiten und allen nervösen Zuständen gerecht, und bei aller Bewunderung für den von Klages aufgestellten Entwurf einer Charakterologie glaube ich auch das nicht, daß sich von ihm aus alle psychopathologischen Entwicklungen ableiten lassen. Aber ich kann das auch gar nicht bedauern. Es muß schrecklich langweilig sein, nervöse Menschen zu analysieren, wenn man schließlich doch immer beim Phallus- oder einem ähnlichen Schulsymbol endet. Was ich an der Psychoanalyse bekämpfe — Sie werden es mir nicht übelnehmen, wenn ich heute nicht wieder ausführlich auf sie zu sprechen komme, und außer-

dem wird das auch sicher von anderen Seiten geschehen —,
das ist viel weniger die Überschätzung der sexuellen Motive
als ihr naiver Anspruch, alles zu erklären und zugleich un-
fehlbar zu sein — daher die Mißachtung der Logik, daher
die dauernde Verwechslung von bloß möglichen mit bewiesenen Zusammenhängen, daher das Arbeiten mit ver-
schwommenen und unklaren Begriffen und daher endlich
jene Dialektik, die sich in letzter Linie immer nur auf das
eigene, rein subjektive Fühlen beruft. Die Sexualität ist
von den menschlichen Eigenschaften noch längst nicht die
schlimmste, und wenn ihre Rolle im Leben wirklich n o c h
größer wäre, als sie uns a l l e n erscheint, so würden wir uns
damit ruhig abfinden können. Was ich jedoch bekämpfe,
das ist der Mangel an Klarheit, das ist ein neuer Versuch,
uns über unser Wissen sowohl wie über unser Nichtwissen
durch Worte zu täuschen; was ich bekämpfe, das ist das
U n t e r b e w u ß t s e i n — also wieder ein Mythos.

Auch hier möchte ich Sie nicht dadurch langweilen, daß
ich meine Ansichten noch einmal ausführlich entwickle.
Ich habe niemals das Unbewußte als solches bestritten und
weiß genau, daß alles Psychische aus diesem Unbewußten
(das wir uns natürlich physisch denken) nicht bloß immer
wieder entsteht, sondern daß es auch immer wieder in ihm
versinkt. Auch das leugne ich nicht, daß seelische Zusammenhänge gewöhnlich nicht so sind, wie es gesunde und
kranke Menschen sich und anderen einzureden versuchen.
An eine Unterseele aber, die denkt und fühlt wie wir selber,
die haßt und liebt, begehrt und ablehnt, die vor allem aber
immer geil ist, an diese Unterseele, von der nicht wir, sondern nur die Psychoanalytiker wissen, und die so durch ihr
bloßes Vorhandensein das Oberbewußtsein unverantwortlich
macht, an die glaube ich freilich nicht, und wenn man mir
vollends noch sagt, dieses ganze verwickelte, hinterhältige

und egoistische unbewußte Geschehen sei, und zwar nicht bloß beim Gesunden (bei ihm ist das eine Tautologie), sondern beim Paralytiker auch, mit gewissen Hirnmechanismen identisch, dann wird mein intellektuelles Unbehagen so groß, daß ich etwas ganz Schreckliches fürchte, nämlich selbst Gegenstand der Psychoanalyse zu werden.

Damit bin ich am Ende. Ich kann unmöglich das ganze Thema erschöpfen, und ich darf es um so weniger, als der Begriff, über den ich sprechen wollte, uns während dieses Referates längst zwischen den Händen zerronnen ist. Psychoneurosen gibt es schon lange nicht mehr. Sie sind aufgegangen in den nervösen Reaktionen und Konstitutionen, in den Psychopathien und den funktionellen Psychosen. So würden wir das Wort heute sicherlich nicht mehr erfinden, wenn es nicht längst eingeführt wäre. Da es eingeführt ist, wage ich freilich auch nicht, für seinen Tod zu plädieren. Das nützt erfahrungsgemäß nichts. Das Wort Hysterie allein ist wohl noch häufiger umgebracht worden als selbst die Psychoanalyse und doch wird es sicher länger leben als wir alle zusammen. Die Bezeichnung Neurose erhält ja auch insofern immer noch eine gewisse Bedeutung, als sich hier oft seelische und körperliche Störungen ziemlich unentwirrbar vermischen — wir wollen uns nur darüber klar sein, daß das bei den manisch-depressiven Psychosen ebenso liegt.

Die geschichtliche Entwicklung hat aus einem ursprünglich rein somatologisch gedachten Begriff schließlich einen in der Hauptsache psychologischen gemacht. Für meine Betrachtung ist das ein Fortschritt, der sich übrigens auch praktisch schon auszuwirken beginnt. Wie hätte man von Oppenheims Standpunkte aus der Kriegsneurosen Herr werden sollen? Und wie dürften wir heute daran denken, durch eine Änderung unserer sozialen Gesetzgebung den

Unfallneurotiker unmöglich zu machen, wenn wir nicht vorher die traumatische Neurose abgeschafft hätten? Was aber im großen gilt, gilt auch für den einzelnen Fall und für die tägliche Praxis: jede wirksame Behandlung aller dieser Krankheiten setzt zunächst ein weitgehendes psychologisches Verständnis voraus.

Wenn wir so auf die Geschichte der Neurosenlehre mit einer gewissen Befriedigung blicken, so dürfen wir zum Schluß vielleicht auch das zu ihren Gunsten betonen, daß gerade diese Entwicklung eine immer engere Verbindung der heute hier vereinigten Fächer, der Neurologie und Psychiatrie, herbeigeführt hat.

# Über die seelische Behandlung kranker Menschen[1].

Man hat in letzter Zeit oft — vielleicht zu oft — ausgesprochen, die Psychotherapie sei eine Kunst und keine Wissenschaft, und man könne sie also weder lehren noch lernen. Nun ist gewiß richtig, daß niemand andere Menschen seelisch mit Erfolg beeinflussen wird, der nicht eine Persönlichkeit in die Wagschale zu werfen hat, ebenso wie auch das zutrifft, daß kein Arzt das Verfahren eines anderen mit Nutzen unmittelbar zu übernehmen vermag. Das heißt aber nicht, daß die seelische Behandlung nicht auch ein gründliches Wissen voraussetzt. Ein Arzt, der nicht weiß, daß er einen Zyklothymen in gewissen Verstimmungen zwar körperlich behandeln und durch Zuspruch trösten, daß er aber die Depression selbst auf gar keine Weise auch nur um eine halbe Stunde abkürzen kann, oder ein anderer, der eine beginnende Schizophrenie nicht erkennt oder sich einbildet, sie durch psychische Eingriffe aufhalten oder abwenden zu können — die werden psychotherapeutische Erfolge nicht haben.

Aber auch innerhalb der psychisch abnormen Konstitutionen sind Unterscheidungen nötig. Es ist doch klar, daß man den aufgeregten, polypragmatischen Nervösen,

---

[1] Aus Internationaler ärztlicher Fortbildungskursus mit besonderer Berücksichtigung der Balneologie und Balneotherapie 1927. Karlsbader ärztliche Vorträge. Bd. 9.

der sich und seine Umgebung durch seine Unruhe zur Verzweiflung bringt und am liebsten zu gleicher Zeit zwanzig Dinge beginnt, nicht ebenso anfassen kann wie den weichen, den ermüdbaren, den willensschwachen, den haltlosen oder den an Zwangszuständen leidenden Psychopathen. Auch das muß heute einmal nachdrücklich betont werden; denn es gibt Psychotherapeuten, die von „dem nervösen Menschen" sprechen und die beinahe alle seelischen Nöte auf eine einzige Formel zu bringen versuchen. Diesen nervösen Menschen kenne ich nicht  Ich kenne nur unendlich zahlreiche Spielarten der Psychopathie, Spielarten, die überdies auch mit der Gesundheit durch fließende Übergänge verbunden bleiben. Natürlich sind wir aus praktischen Gründen gezwungen, innerhalb dieses fließenden Geschehens willkürlich Grenzlinien zu ziehen. Aber wir dürfen uns nicht dabei beruhigen, daß so schließlich jeder Kranke seine Etikette erhält. Um ein Beispiel zu geben: ältere Kliniker waren zufrieden, wenn irgendein Symptom als hysterisch aufgeklärt worden war. Diese Zeit liegt hinter uns; aber auch die ist vorüber, in der der Nachweis einer angeborenen und vielleicht durch die Erziehung verschärften hysterischen Konstitution ausreichend erschien. Heute wollen wir auch das wissen, warum dieser Kranke jetzt und nicht schon früher diese Beschwerden und warum er gerade diese Beschwerden bekommen hat; denn helfen werden wir ihm nur dann, wenn wir die seelischen Ursachen der im Augenblick vorhandenen Störungen ebenso aufgedeckt haben wie die tieferen Gründe seiner Neigung, auf die Reize des Lebens überhaupt anders zu antworten, als es andere tun.

Deshalb möchte ich von den Eigenschaften, die der Arzt für die seelische Behandlung seiner Kranken gebraucht, an erster Stelle die Geduld nennen. Wer sie nicht hat, sollte auf psychotherapeutische Versuche grundsätzlich verzichten.

Dazu kommen Takt, Verständnis und ein Einfühlungsvermögen, das uns allein von der Schablone loszulösen vermag. Es gleicht ja kaum ein Fall dem anderen, und will man dem einzelnen nützen, so muß man ihn sehr viel genauer kennen, als bei der Behandlung rein körperlicher Beschwerden notwendig ist.

Man wird dabei wissen müssen, daß den meisten Nervösen schon das bloße Aussprechen gut tut. Ehe sie zum Nervenarzt kommen, haben sie sich fast alle durch Jahre hindurch mit ängstlichen Überzeugungen, mit Selbstvorwürfen und mit hypochondrischen Zukunftssorgen herumgeschlagen. Sie haben alles das vor anderen, auch vor Ärzten, verschlossen, weil sie ihre eigenen Auffassungen und Stimmungen für viel seltener hielten, als sie es in Wirklichkeit sind, weil sie sie selbst moralisch bewerteten und das gleiche auch von anderen befürchteten, oder aber weil sie glaubten, man könne sie dieser Äußerungen wegen für geisteskrank halten. Zahlreiche Kranke verlassen nach dem ersten Besuch unsere Sprechstunde befreit und erleichtert, ehe der Arzt überhaupt zu einer Maßnahme Gelegenheit hatte; lediglich das Gefühl, endlich auf Verständnis zu stoßen, und zugleich der durch die Aussprache gebotene Zwang, den eigenen Sorgen klar ins Gesicht zu sehen, führt zu einer Entspannung. Darum ist schon die Art nicht gleichgültig, in der der Arzt zuhört und fragt. Wie er sich dem Patienten gegenüber auch sonst geben mag, stets muß er seinen Angaben mit voller Aufmerksamkeit und Anteilnahme begegnen.

Für den Unerfahrenen wirkt es oft erstaunlich, wie leicht und wie schnell unter solchen Umständen zuweilen auch solche Kranke die letzten seelischen Wurzeln ihrer nervösen Beschwerden bloßlegen, die noch an der Türschwelle beschlossen hatten, bestimmte peinliche Dinge unter keinen Umständen zu sagen. Es ist nicht richtig, daß man deshalb viel fragen und in die Kranken gewaltsam eindringen müßte. Man braucht lediglich den Eindruck zu erwecken, jede Mitteilung mit Verständnis und unbeirrt durch landläufige, gesellschaftliche und moralische Vorurteile entgegenzunehmen. Unter dieser Voraussetzung werden oft zahlreiche innere und äußere Erlebnisse, die der Kranke bisher auch sich selbst möglichst zu verbergen versuchte, nicht bloß mitgeteilt, sondern zugleich in ein anderes Licht gerückt und ihres bedrohlichen Wesens entkleidet.

Trotzdem wäre es falsch zu glauben, daß alle Nervösen, etwa nach Art gewisser hysterischer Persönlichkeiten, auch nur ihre hypochondrischen Überzeugungen leicht und häufig aussprächen. Gerade in den schwersten Fällen suchen sie sie zu verheimlichen, sei es, um nicht ausgelacht zu werden, sei es aus einer geheimen Angst heraus, der Arzt könne ihnen doch recht geben. Auch in dieser Hinsicht wird sich jeder Psychotherapeut von dem Glauben an die Geradlinigkeit und Durchsichtigkeit seelischer Strukturen endgültig freimachen müssen. Gerade auf dem Gebiet der überwertigen Ideen und besonders, wenn Angst im Spiele ist, durchkreuzen sich bei den meisten Nervösen mehrere Motivreihen und führen zu den wunderlichsten Ergebnissen. Sie gehen zum Arzt mit der festen Absicht, das, was sie eigentlich quält, doch nicht zu sagen; sie wollen beruhigt sein, schieben aber die Untersuchung, die ihnen Ruhe verschaffen könnte, aus Angst immer wieder hinaus; sie reden sich selbst ein, an Überarbeitung, an körperliche Schädlichkeiten u. dgl. zu glauben, und wissen doch längst, daß die letzte Ursache ihres augenblicklichen schlechten Befindens, ihrer schlaflosen Nächte, ihres Herzklopfens, kurz ihrer Angst, in einer Enttäuschung, einem schlechten Gewissen oder aber in einem vor Jahren hingeworfenen, unvorsichtigen Wort eines Arztes gelegen ist.

Gewiß gehört Erfahrung dazu, um aus dem Verhalten eines Menschen, aus seinem Tonfall, aus gewissen Pausen beim Reden und aus dem Zögern namentlich auf gewisse Fragen hin zu schließen, daß er noch nicht alles gesagt hat. Aber noch wichtiger sind, wie gesagt, die Geduld, die alles ruhig abwartet, und das Zartgefühl, das den Kranken nicht durch brüske Fragen in sein Schneckenhaus zurücktreibt. Freilich, daß Hilfe unmöglich sei, wenn man nicht alle und besonders auch alle seelischen Ursachen ihres Zustandes erführe, das wird man seinen Patienten sagen müssen. In manchen Fällen empfinden sie es dann angenehm, wenn man ihnen die Beichte durch direkte Fragen nach häufigen Anlässen — Onanie, sexuelle Sorgen sonst, unglückliche Ehe, berufliche Reibungen, enttäuschter Ehrgeiz, religiöse Skrupel bei Geistlichen, Konflikte mit den Eltern bei Jugendlichen usf. — erleichtert. Im ganzen vermeide ich dieses Verfahren, weil man bei ihm immer in der Gefahr ist, mit der Nennung nicht bestehender Möglichkeiten die Kranken zu verletzen. Daß sie sich häufig noch schwerer verletzt zeigen, wenn man Ursachen erwähnt, die wirklich bestehen, die sie aber verschweigen wollten, ist eine menschliche Eigentümlichkeit, die der Arzt kennen muß.

Die seelischen Anlässe, die auf dem Boden der konstitutionellen Nervosität Angstzustände u. dgl. erzeugen, sind ebenso wie die Sorgen, mit denen sich die Kranken herumschlagen, so zahlreich, daß heute nur einige erwähnt werden können.

Namentlich bei jungen Menschen steht obenan das sexuelle Gebiet. Immer wieder kehrt die Befürchtung, sich durch frühere oder noch bestehende Masturbation geschädigt zu haben; erst in zweiter Linie kommen die Sorgen, sexuell abnorm oder geschlechtskrank zu sein. Man weiß, wie diese Befürchtungen durch gewissenlose Bücher immer neue Nahrung erhalten, und deshalb wird man hier wie bei allen hypochondrischen Klagen auch nach diesen fragen, sie gebührend kennzeichnen und für die Zukunft verbieten müssen. Man wird den Kranken sagen, daß die Masturbation bei beiden Geschlechtern in gewissen Jahren so verbreitet ist, daß mindestens Männer, die mit ihr nie Bekanntschaft gemacht haben, als Ausnahme gelten dürfen. Man wird ihnen auf diese Weise beweisen, daß die Onanie schon deshalb die Folgen nicht haben könne, die ihr von Unberufenen immer wieder zugeschrieben werden, und man wird für gebildete Patienten hinzufügen, daß die von ihnen beobachteten nervösen Störungen nicht eigentlich Folgen der Masturbation, sondern der hypochondrischen Angst und der Selbstbeobachtung sind. So wird man auch hier wie so häufig die Ratschläge befolgen, die Dubois über den Verkehr mit Nervenkranken und über die Notwendigkeit gegeben hat, sie über gewisse Zusammenhänge zwischen körperlichem und seelischem Geschehen und besonders über die Abhängigkeit körperlicher Mißempfindungen von Erwartungen grundsätzlich aufzuklären.

Aber man wird natürlich keinem Patienten raten, bei der Masturbation zu bleiben. Es ist mir unbegreiflich, daß dieser Rat von manchen Ärzten gegeben wird. Wer das Wesen dieser Kranken begriffen hat, weiß doch, daß nichts geeigneter ist, ihre Sicherheit im Auftreten und ihr Selbstvertrauen zu untergraben als immer neue Niederlagen im Kampfe gegen die Masturbation. Dazu kommt, daß die bei Psychopathen auch sonst große Neigung, sich mit eigenen Phantasiegespinsten von der Wirklichkeit abzusperren, durch die gleiche Schädlichkeit vergrößert, sowie daß eine gewisse Form der Impotenz durch die Selbstbefriedigung aus psychischen und physischen Gründen erzeugt und unterhalten wird. Wenn man von ganz seltenen Fällen schon in frühester Kindheit aufgetretener Onanie absieht, ist es auch niemals schwer, die Kranken von diesem Leiden zu heilen. Gewöhnlich genügt die bloße Anordnung, daß der Patient sich in regelmäßigen, nicht zu langen Abständen immer wieder vorstellen muß, um eine neue Hemmung zu schaffen. Wenn er weiß, daß er sich an bestimmten Tagen der Woche einem Menschen gegenüber, zu dem er Vertrauen besitzt, auszuweisen hat, so ist er fast immer imstande, des Triebes Herr zu werden. Dazu wird man ihm natürlich alles, was ihn geschlechtlich reizen könnte, verbieten; man wird verhindern, daß junge Menschen stundenlang wach im Bett liegen usf. Nur im Notfall wird man wenigstens im Anfang Hovaletten geben, um den Trieb auch dadurch herabzusetzen.

Für ganz falsch halte ich es, sei es zur Bekämpfung der Masturbation, sei es aus irgendwelchen Gründen sonst, Psychopathen den außerehelichen Geschlechtsverkehr anzuraten. Wenn dieser Rat nicht gefährlich wäre, so wäre er doch schon deshalb überflüssig, weil die Menschen, die ihren Geschlechtstrieb nicht unterdrücken können oder wollen, nicht auf ärztliche Ratschläge warten. Wer kommt und fragt, kann fast immer auch ohne Verkehr leben. Ja zuweilen ist es gar nicht die Stärke des Triebes, sondern eine aus Büchern und Unterhaltungen gewonnene Überzeugung von der Gefährlichkeit der Abstinenz, die den Nervösen zum Geschlechtsverkehr drängt. Solchen theoretischen Überzeugungen scheinen auch manche Ärzte zum Opfer zu fallen, die vollkommen übersehen, in welche Lage sie gerade nervöse Patienten durch ihre Ratschläge (auch wenn sie nicht zynisch gemeint sind) versetzen. Ich pflege allen Psychopathen, die mich nach dem außerehelichen Geschlechtsverkehr fragen, diese Lage mit wenigen Worten zu schildern. Sie werden sich mehr als andere junge Leute dauernd vor Ansteckung fürchten; sie werden sich für angesteckt halten, ohne es zu sein, und sie werden unter einer tatsächlich erfolgten Infektion seelisch mehr leiden als andere; sie werden sich durch den Ekel vor käuflichen Frauen herabgewürdigt oder durch das schlechte Gewissen einem sittlich höherstehenden „Verhältnis" gegenüber beunruhigt fühlen; sie werden den Aufregungen, die aus der Möglichkeit der Entdeckung, aus der Lösung eines bestehenden Verhältnisses, aus der Gefahr der Konzeption oder aus einer wirklichen Alimentenklage hervorgehen, nicht gewachsen sein; und sie werden sich schließlich in ihrer Hoffnung, durch den regelmäßigen Geschlechtsverkehr von allen nervösen Beschwerden für immer befreit zu sein, fast immer betrogen sehen. — Daß die Abstinenz bei manchen, sehr bedürftigen Kranken gelegentlich gewisse körperliche und seelische Unbequemlichkeiten nach sich zieht, übersehe ich dabei nicht; aber ich halte diese Unbequemlichkeiten gegenüber den Folgen des Gegenteils für überaus klein.

Schließlich noch ein paar Worte über die Behandlung der **psychischen Impotenz.** Auch bei ihr wird es sich zunächst darum handeln, ihre Entstehung klarzustellen. Verhältnismäßig häufig glauben junge Leute, impotent zu sein, die sich bei dem ersten, durch das Zureden von Kameraden herbeigeführten Zusammensein mit einer Dirne geekelt hatten. Andere gelangen zu derselben Befürchtung, weil ihre Erregung durch die bisherige Abstinenz und eventuell durch allzu lange Präliminarien schon soweit gesteigert gewesen war, daß die Ejakulation ante portas stattfand. Eine dritte Gruppe hatte sich die Erektion durch die unzweckmäßige Anwendung von Prohibitivmitteln verscheucht und eine vierte endlich einem von ihnen geachteten Mädchen gegenüber Hemmungen empfunden. Alle aber gingen das zweitemal an den Akt nicht mehr unbefangen, sondern mit einer ängstlichen Befürchtung heran, die dem normalen Ablauf des Reflexvorganges nicht günstig war. Häufig werden diese psychischen Ursachen in ihrer Wirkung auch durch die vorangegangene Masturbation verstärkt, die ja noch eine gewisse Zeit über ihr Bestehen hinaus den Ablauf des Reflexvorganges bis zur Ejakulation abkürzen und somit den normalen Verkehr erschweren kann.

Verhältnismäßig häufig zeigt sich die psychische Impotenz zum ersten Male auf der Hochzeitsreise. Hier wirken gewöhnlich mehrere Ursachen zusammen, die den erwähnten nahestehen. Selbstvorwürfe infolge früherer Masturbation und früheren außerehelichen Geschlechtsverkehrs, hypochondrische Befürchtungen aus Anlaß einer einmal überstandenen gonorrhoischen Infektion, falsch verstandene Achtung vor einer auch seelisch geliebten Frau, Überreizung der während des Brautstandes nie befriedigten und doch immer wach gehaltenen Sexualität und schließlich die Aufregungen und Anstrengungen der Hochzeit kommen hier häufig zusammen, um zunächst einen Mißerfolg herbeizuführen. Das einmalige Versagen stört dann wieder die Unbefangenheit für die Zukunft und bedingt so länger dauernde Impotenz.

Viele der erwähnten Fälle kann man durch einfache Aufklärung heilen. Ich habe manchen jungen Mann erleichtert fortgehen sehen, nachdem er erfahren hatte, daß es nicht zu seinen Verpflichtungen gehöre, einer käuflichen Dirne gegenüber potent zu sein; andere lassen sich durch die Versicherung beruhigen, daß die Masturbation niemals lange Zeit nach ihrem Aufhören die geschlechtliche Kraft zu beeinträchtigen pflege; und vielen endlich kann man innerhalb und außerhalb der Ehe durch den Rat helfen, sie möchten eine Zeitlang gar keine Versuche mehr machen, bis eine günstige Gelegenheit sie von dem Erhaltenbleiben ihrer Potenz von selbst überzeuge. Namentlich für Eheleute ist auch der Rat wirksam, die morgendlichen Erektionen zu benutzen, und übererregten Menschen kann man sagen, daß gewöhnlich am zweiten oder dritten Tag nach der Aufnahme des Geschlechtsverkehrs die Erektion länger anzuhalten pflege. — Der Nachdruck während der ganzen Behandlung wird übrigens auch hier immer auf die allgemeine Beruhigung des Kranken zu legen sein, weil die hypochondrische Angst die letzte Ursache der Störung bildet. Ich sehe dabei natürlich von den Fällen ab, in denen sich die Impotenz nur auf bestimmte weibliche Personen, besonders auf die eigene Frau bezieht. Ist, wie es nicht selten vorkommt, ein körperlicher Widerwillen durch ein zufälliges Erlebnis, ein nicht ganz ästhetisches Verhalten der Frau im Schlafzimmer etwa, hervorgerufen worden, so kann man diese Erinnerung gelegentlich in der Hypnose zurückdrängen. Gerade bei Eheleuten gelingt das aber nicht immer. Einer meiner Patienten ist z. B. seiner Frau gegenüber dadurch impotent geworden, daß sie ihm von eigener früherer Masturbation berichtet hatte. In solchen Fällen läßt sich schwer helfen.

Hinter der Befürchtung, „impotent" zu sein, treten alle anderen hypochondrischen Vorstellungen dieses Gebietes zurück. Unter dem Einfluß der Eulenburgprozesse und der von Magnus Hirschfeld betriebenen Propaganda glaubten eine Zeitlang manche junge Menschen, „homosexuell" zu sein. Um diese Idee wirksam bekämpfen zu können, muß man wissen, daß gewisse homosexuelle Neigungen in den Entwicklungsjahren, ehe sich der dunkel auftauchende Geschlechtstrieb differenziert und ehe er seinen normalen Gegenstand gefunden hat, nicht ganz selten sind, und daß sie namentlich in Alumnaten bis zu einem gewissen Grade gezüchtet werden. In solchen Fällen wird der Arzt es ziemlich leicht haben, die Besorgnisse des Kranken zu zerstreuen, indem er ihn auf die Allgemeingültigkeit der von ihm gemachten Erfahrungen hinweist. Schlimmer ist es natürlich

da, wo aus angeborener oder im Leben erworbener Ursache
wirkliche homosexuelle Neigungen bestehen; hier kommt man
namentlich deshalb schwer zum Ziel, weil die meisten Psychopathen dieser Art gar nicht geheilt sein, sondern vom Arzt
hören wollen, daß sie ein heiliges Recht zur Betätigung ihres
Triebes besitzen. Liegt es anders, und besteht noch ein Rest
von heterosexueller Einstellung, so kann man gelegentlich
durch die Hypnose helfen.

Was für die hypochondrischen Befürchtungen des sexuellen
Gebietes gilt, gilt ganz allgemein: es genügt fast niemals,
den Kranken einmal zu belehren und ihm seine Sorgen aus-
zureden, sondern er bedarf lange Zeit hindurch immer
erneuter autorativer Versicherungen. Zumeist wirkt im
Anfang die Aussprache nur so lange, wie sie vom Kranken
sinnlich lebhaft erinnert werden kann. Gelingt ihm das nicht
mehr, so tauchen die früheren Sorgen und die früheren Ängste
wieder auf. Der Patient verfällt in die alten Fehler, die seine
Angst verstärken, und von denen er doch aus eigener Kraft
nicht lassen kann. Hundertmal am Tage befühlt er den Puls,
immer wieder besieht er im Spiegel eine angeblich kranke
Körperstelle und immer von neuem schlägt er das Lexikon
auf, um über seine Krankheit nachzulesen. Man muß deshalb solche Kranke ständig ermahnen und belehren, und man
muß ihnen ganz bestimmte Befehle erteilen. Der Spiegel
wird beseitigt und das Pulszählen wie jede medizinische
Lektüre verboten. Auch dazu kann man die Kranken er-
ziehen, mit quälenden Erinnerungen fertig zu werden, in
denen sie bis dahin gewühlt hatten, und bestimmte Gedankengänge abzulehnen, die sie vorher durch ihren Tageslauf be-
gleitet hatten. Klügeren und gebildeten Patienten gegenüber
wird man dabei gut tun, sich nicht auf das Konkrete und
Gegenwärtige zu beschränken, sondern ihnen das Grundsätzliche dieser Lebenskunst klar zu machen. Wenn sie noch

einigermaßen jung sind, kann man sie dazu bringen, unangenehme Erlebnisse auch der Gegenwart beiseite zu schieben, anstatt sie durch fortgesetztes Grübeln ständig zu vergrößern.

Bei all diesen Unterhaltungen möchte ich eindringlich vor dem offenbar sehr beliebten Verfahren warnen, die Kranken zu ironisieren. Man kann wohl gelegentlich deutlich werden und meinetwegen auch einmal grob; aber niemals sollte man den Eindruck der gütigen Anteilnahme verwischen, der sich mit einem ironischen Tonfall doch so gar nicht verträgt. Viel wichtiger ist es, gewisse Kranke unter Umständen ernst auf ihre Pflichten hinzuweisen. Wir Ärzte wissen ja, daß schon langdauernde körperliche Erkrankungen eine gewisse Selbstsucht großzuzüchten pflegen. Bei einer bestimmten Gruppe von konstitutionell Nervösen sehen wir gesetzmäßig, wie die Rücksicht auf die Ehefrau, die Sorge um die Kinder und die Verpflichtungen gegen den Beruf hinter den eigenen Beschwerden immer mehr in den Hintergrund rücken. Hier sind gelegentlich ernste Mahnungen ganz unerläßlich, man kann sie aber durch den Zusatz mildern, daß sich der Kranke selbst wohler fühlen würde, wenn er es fertig brächte, weniger an sich als an andere zu denken und nicht den ganzen Tag auf den eigenen Körper zu achten.

Aus dem gleichen Grunde wird man häufig für hinreichende und richtig verteilte Arbeit oder, wo diese schon vorhanden sind, für Nebenbeschäftigungen und Liebhabereien sorgen müssen, die für überflüssige und gefährliche Selbstbetrachtungen keinen Raum mehr lassen. Man wird ferner dafür Sorge zu tragen haben, daß der Kranke sich — sei es zur Arbeit, sei es zu einer Liebhaberei — für gewisse Zeiten auch wirklich zusammenreißt und sich nicht durch den dauernden Wechsel seiner Antriebe und durch das Hetztempo, in dem er alles erledigt, immer weiter aufreibt. Auch in dieser Hin-

sicht braucht man selbst ältere Menschen keineswegs für un-
beeinflußbar zu halten.

Sehr vorsichtig pflege ich mit der Verordnung von Reisen
und anderen Zerstreuungen zu sein. Es liegt hier ähnlich wie
mit der „Verordnung" des Alkohols und des Nikotins etwa.
Eine solche Verordnung kann notwendig sein, um einen
hypochondrischen Kranken zu überzeugen, daß ihm wirklich
nichts Ernstliches fehle und daß er sich seine Zigarre und sein
Glas Bier früher auf Grund falscher Voraussetzungen entzogen hatte. Ähnlich kann der Rat wirken, wieder in ein
Theater und in Gesellschaft zu gehen und eine Reise zu unter-
nehmen. Aber im ganzen bekommt regelmäßige Arbeit den
Nervösen besser, als es Zerstreuungen tun, und zu Reisen
sollte man erst raten, wenn der Kranke so gesund ist, daß er
in Abwesenheit des Arztes nicht wieder in neue Selbst-
quälereien und hypochondrische Befürchtungen verfällt.

An dieser Stelle auf einzelne Syndrome einzugehen,
würde zu weit führen; den Zwangsvorstellungen und Phobien
möchte ich aber doch noch ein paar Worte widmen. Wir
wissen heute, daß Zwangszustände häufig periodisch verlau-
fen, d. h. mehrmals im Leben an- und abschwellen. Solange
eine solche Phase dauert, wird es niemals gelingen, durch
irgendwelche Maßnahmen den Kranken von diesen Störungen
wirklich frei zu machen. Wohl aber kann man ihm Erleich-
terung verschaffen, und zwar sowohl von der körperlichen
wie von der seelischen Seite her. Symptomatisch pflegen oft
schon kleine Alkoholmengen entspannend zu wirken; auch
Valerianapräparate und gelegentlich auch Brom sind hier
am Platze. Dazu wird man den Kranken immer wieder ver-
sichern müssen: einmal, daß ihnen keine Geisteskrankheit
droht und ferner, daß sie ihrer Zwangsgedanken wegen niemals
eine unerlaubte und strafbare Handlung begehen werden;
und weiter wird man ihren Willen und ihre Konzentrations-

fähigkeit zu stärken versuchen und ihnen wiederholt sagen, daß sie es lernen könnten, unsinnige Gedanken aus ihrem Bewußtsein zu verdrängen.

Entgegen früheren Darstellungen und auch entgegen meinen eigenen ersten Erfahrungen habe ich mich in den letzten Jahren bei manchen Zwangskranken auch zur Hypnose entschlossen und damit gelegentlich, wenn auch mühselig und langsam, Erfolge erzielt. Man tut dabei natürlich nichts anderes als im Wachen auch; man sagt dem Kranken, daß seine kranken Vorstellungen nichts zu bedeuten haben, und daß er sie überwinden würde; man suggeriert ihm die Angst weg, und gerade das ist es, was ihn am meisten erleichtert.

Damit bin ich schon zur Suggestivtherapie gekommen, die ja kaum bei einem funktionell nervösen Leiden entbehrt werden kann, deren eigentliches Gebiet aber natürlich das der psychogenen Krankheitserscheinungen im engeren Sinne ist.

Welche Form der Suggestivtherapie man wählt, hängt weniger von der Eigenart des gerade gebotenen Symptoms als von der Persönlichkeit des Kranken, von dem bisherigen Verlauf des Leidens, von der Art früherer therapeutischer Versuche und schließlich auch davon ab, ob hinter dem Symptom wie so häufig der Wunsch des Kranken steht, krank zu sein oder wenigstens krank zu erscheinen. Unter dieser Voraussetzung kann die Suggestivtherapie zur Farce werden — außer wenn man sie nur als das Mittel benutzt, um die abnormen, krankmachenden Wünsche des Patienten selbst zu beseitigen oder aber um ihm eine goldene Brücke zu bauen. Auch diese wird zuweilen nicht ungern betreten, sei es, weil die Kranken an der bis dahin durchgeführten Rolle keinen Geschmack mehr finden, sei es, weil sie sich durchschaut fühlen.

Nun liegen die Dinge aber leider gewöhnlich so einfach nicht. Neben dem Wunsch krank zu sein, lebt beinahe immer auch der andere, gesund zu werden, und häufig bringen die Kranken nur die Energie nicht auf, um den kranken, perversen Willen zu unterdrücken, oder sie finden eine einmal verloren gegangene Innervation aus eigener Kraft nicht wieder.

Hier findet die Suggestivbehandlung ihr dankbarstes Feld. Ob man sie in eine physikalische oder arzneiliche Therapie einkleidet, ob man sich und dem Patienten Zeit läßt oder ihn überrumpelt, ob man es mit einfacher Verbalsuggestion, mit dem Appell an den Verstand oder mit kurzen groben Befehlen versucht, ob man sich schließlich gar zur Hypnose entschließt — das alles bleibt sich grundsätzlich gleich. Das Geheimnis des Erfolges liegt lediglich in dem Glauben an sich und das eigene Verfahren. Elektrisieren, Massieren, alle Wasserkünste, die Höhensonne usw. haben immer nur so lange genützt, wie die Ärzte selbst an sie glaubten.

Insofern ist es nicht ohne Reiz, wenn man die Suggestivbehandlung verschiedener Zeiten miteinander vergleicht. Als der Materialismus die Seele aus der Welt herausgedacht hatte, mußten sich Suggestionen natürlich hinter physikalischen Mitteln verstecken; Menschen, die ernsthaft meinten, das ganze Leben mit dem Verstande erfassen zu können, konnte man, wenn sie seelisch krank waren, höchstens noch nach dem Vorgang von Dubois zu überreden versuchen; eine Zeit aber, die krampfhaft primitiv werden will, die Boxkämpfer als Helden verehrt und mit drei oder vier Jazzmelodien alle ihre musikalischen Bedürfnisse befriedigt — ja diese Zeit fand ganz natürlich auch ihren Coué.

Deshalb ist es auch das eine Mal leicht und das andere schwer, Suggestionen zu geben. Warnen aber möchte ich vor einem: vor jener gedankenlosen Art der Behandlung, bei der sich der Arzt halb und halb über sich, den Patienten

und über die von ihm selbst gewählte Behandlungsart
lustig macht und sich dann über das Ausbleiben des Erfolges wundert. Wer die Suggestibilität auch der gesunden
menschlichen Natur kennt und zugleich weiß, wie stark
das Bedürfnis nach Autorität, nach Hilfe und Anlehnung
gerade bei nervösen Kranken ist, der wird die Suggestivbehandlung als eine der ernstesten Waffen im Kampf gegen
die Krankheiten überhaupt betrachten und ihren Wert selbst
da noch anerkennen, wo die direkte körperliche Einwirkung
irgendeines Verfahrens an sich außer Frage steht.

Darum kommt alles auf die Klarheit, Bestimmtheit und
damit auf die Überzeugungskraft der ärztlichen Anordnungen
und der ärztlichen Voraussagen an, und insofern ist die
letzte Vorbedingung für das Gelingen dieser Behandlungsart die subjektive Sicherheit der vom Arzt gestellten Diagnose.
Man hat niemals Erfolge, wenn man im stillen an die Möglichkeit eines organischen Leidens glaubt, ebensowenig wie
man sie dann hat, wenn man seinen eigenen psychotherapeutischen Fähigkeiten mißtraut.

Alle diese Gesichtspunkte gelten besonders für die Hypnose, bei der die Suggestivwirkung in konzentriertester,
aber auch zugleich in plumpster Form ausgeübt wird. Ich
wende die Hypnose nicht selten an und habe besonders während des Krieges gefunden, daß man mit ihr genau so weit
kam wie mit Scheinoperationen, Zwangsexerzieren oder dem
Kaufmannschen Vorgehen — kurz mit all den Verfahren,
die ich aus allgemein ärztlichen und menschlichen Gründen
für verwerflich halte. Aber auch zur Hypnose wird man sich
nicht leichten Herzens entschließen. Nervös halbwegs
rüstige Menschen, bei denen man hoffen darf, daß sie ihre
psychogenen Störungen aus eigener Kraft überwinden wer-
gen, soll man nicht hypnotisieren — man wird sonst das
bittere Gefühl zurückbehalten, einem Menschen psychisch

das Rückgrat gebrochen zu haben. Man soll auch da nicht hypnotisieren, wo der Patient auf dieser Behandlungsart allzu dringlich selbst besteht und zugleich die Fälle ausscheiden, die schon allerlei über die Hypnose gehört oder gelesen haben und darum nicht unbefangen genug an die Sache herangehen.

Worauf es bei der Hypnose ankommt, ist leicht zu sagen. Das Bewußtsein soll eingeengt werden, d. h. der Patient soll sich lediglich auf die Gedanken einstellen, die vom Arzt ausgehen. Es ist ja auch aus anderen Zusammenhängen — erinnert sei nicht bloß an die Yogis und die Anthroposophen, sondern auch an gewisse Zustände inbrünstigen Betens, künstlerischer Ekstase u. dgl. — bekannt, wie in solchen Zuständen angespanntester Aufmerksamkeit das Bewußtsein für gewisse Eindrücke, und wie auch der Körper für seelische Einwirkungen zugänglicher wird. Ich halte es für richtig, dem Patienten von vornherein zu sagen, daß es hierauf und allein hierauf ankomme, daß man den ganzen Hokuspokus der öffentlich auftretenden Hypnotiseure nicht brauche und fortlassen wolle. Oft führe ich das erstemal mit Wissen des Patienten eine Scheinhypnose aus, damit er alle abergläubischen und ängstlichen Vorstellungen fallen läßt und in unverändertem Bewußtseinszustande mit ansieht, was sich später in der Hypnose vollziehen soll. Vor allem aber sage ich dem Kranken, daß die Hauptarbeit bei der Hypnose von ihm und nicht von mir geleistet werden, daß er sich konzentrieren müsse, und daß das jeder könne, dem an seiner Genesung ernstlich gelegen sei.

Nach dieser Vorbereitung lasse ich den auf einem Divan ausgestreckten Kranken die Spitze meines Zeigefingers fixieren und befehle ihm, sich vorzustellen, wie jetzt seine Augenlider schwer werden und schließlich zufallen würden. Das tritt dann, namentlich wenn man durch ein beruhigendes

Streichen über die Stirn die Wirkung unterstützt, bei richtig ausgewählten Patienten immer ein, und damit ist das Spiel gewonnen. Da, wo es sich darum handelt, körperliche Symptome wie ein Zittern, eine Lähmung, einen Krampfzustand zu beseitigen, gebe ich dann die Suggestion, daß sich unter dem Druck meiner Finger die Augen fest schließen würden und vom Patienten nachher nicht mehr geöffnet werden könnten; ich strecke einen Arm aus und befehle, daß er steif werden soll, oder ich lasse die Finger ineinander verschränken mit der Wirkung, daß der Patient sie aus eigener Kraft nachher nicht mehr auseinander bekommt. Handelt es sich um die Beseitigung von Angst, von Zwangsvorstellungen, überwertigen Ideen u. dgl., so verzichte ich häufig auf diese Maßnahmen und gebe nur die Suggestion, daß der Kranke nun nichts mehr erleben, nichts mehr denken und nichts mehr fühlen würde als das, was von mir ausginge, daß dafür aber alles, was von mir käme, vollkommen klar in sein Bewußtsein aufgenommen werden würde. Auch die nachträgliche Erinnerungslosigkeit suggeriere ich nicht immer, aber ich benutze die Hypnose auch niemals dazu, um mir von dem Patienten Dinge anvertrauen zu lassen, die er im Wachen noch nicht gesagt hat. Kranke in der Hypnose zum Reden zu bringen, ist nicht ungefährlich. Man erzeugt sonst leicht künstliche hysterische Dämmerzustände — und wie gesagt, besondere Maßnahmen, um das wirklich Wichtige von seinen Patienten zu erfahren, gebraucht ein erfahrener Psychotherapeut nicht.

Nun kann natürlich auch die Hypnose immer nur Symptome und Zustände beseitigen. Was wir erreichen wollen, ist aber doch, dem Kranken nicht nur vorübergehend, sondern möglichst dauernd zu helfen. Anders ausgedrückt: nicht das Syndrom, sondern die Konstitution soll behandelt werden. Hier sind wir freilich insofern zu einer gewissen

Entsagung gezwungen, als sich die Grundlinien der Persönlichkeitsanlage selbst bei jungen Menschen nicht ändern lassen. Wir können also eine psychopathische Konstitution als solche nicht beseitigen, sondern den Kranken lediglich lehren, mit seiner nervösen Formel auszukommen und sein Leben so einzurichten, daß sie ihn und andere möglichst wenig belästigt. Man wird das Selbstvertrauen des Willensschwachen und des Ängstlichen stärken, man wird die Lebensweise des übererregbaren Polypragmatikers regeln und man wird schließlich auch dafür sorgen müssen, daß die Kranken sich ihre Lebensziele so stecken, wie es ihren Anlagen entspricht. Insofern wird die Aufgabe des Arztes im wesentlichen immer eine erziehliche sein, nur wird der Arzt zumeist gut tun — und zwar bei jungen Menschen noch mehr als bei alten — von dieser seiner pädagogischen Rolle den Patienten möglichst nichts merken zu lassen. Was den meisten Nervösen fehlt, ist die Fähigkeit, sich dem Leben, d. h. dem durch ihre eigene Anlage, ihre Begabung und den durch ihre Anlage gegebenen Möglichkeiten anzupassen. Die meisten rennen, um ein altes, grobes Bild zu gebrauchen, dauernd mit dem Kopf gegen die Wand, und so bedürfen sie fast alle, wenigstens eine Zeitlang, der Führung.

Versucht man nach solchen Gesichtspunkten — ohne übertriebene Hoffnungen und mit nicht zu weit gesteckten Zielen — Menschen seelisch zu beeinflussen, so kann man häufig recht erfreuliche Ergebnisse buchen. Ich bin im Laufe der Jahre selbst der hysterischen Konstitution gegenüber immer optimistischer geworden. Voraussetzung dabei ist freilich, daß es sich um junge und leidlich kluge Menschen handelt. Die alte Hysterika, die gar nicht gesund werden, sondern mit ihrer Krankheit lediglich Ehemann, Kinder und Dienstboten und nicht zuletzt den Arzt in Atem halten will und die sich deshalb nicht bloß in Klagen, sondern auch in Intrigen gefällt, die wird niemand mehr heilen. Hier heißt es einfach, die Angehörigen so gut wie möglich gegen ein so unsoziales Wesen zu schützen, und auch dazu ist es meistens zu spät. Anders liegen aber die Dinge, wenn es sich um einen jungen Menschen handelt, den Anlage und Lebensumstände dazu gebracht haben, seine Leiden aufzubauschen oder auch vorzutäuschen, und der nun entweder durch rein körperliche Maßnahmen erst recht krank gemacht oder durch Grobheit oder Ironisieren in die Opposition gedrängt worden ist. Diesen Kranken kann man — in freilich oft sehr langwieriger und mühevoller Arbeit — nicht selten aus ihrem eigenen Leben beweisen, wie sie stets das Gegenteil dessen erreichen, was sie erstreben; wie sie sich bei anderen weniger beliebt, weniger angenehm, weniger interessant und weniger unentbehrlich gemacht haben, als sie es ohne hysterische Übertreibungen, Erfindungen, Szenen usw. gekonnt hätten; wie gerade das Mitleid z. B., das sie so häufig als erstes zu erzwingen suchen, der Umgebung auf die Dauer lästig fällt; wie sie sich durch die Flucht in eine autistische Phantasiewelt den Zugang zu den wirklichen Werten des Lebens versperren; kurz wie anderen jungen Leuten, die harmlos, fröhlich und tätig leben und nach außen gar nicht zu wirken versuchen, alles das von selbst zufällt, was ihnen mit all ihrem Gehabe versagt bleibt.

So findet die Psychotherapie gerade hier häufig ein dankbares Feld. Aber sie enthält auch Gefahren, die vermieden werden müssen. Es ist nicht ganz selten, daß eine Kranke das Mitleid, das Verständnis, die Gelegenheit zur Aussprache, deren sie zu bedürfen glaubt, bei ihrem Arzt in einem für sie zu hohen Maße findet, daß sie sich an diese Behandlung allzusehr gewöhnt und sie nun in Zukunft zu ihrem Wohlbefinden gebraucht. Ich sehe dabei von erotischen

Einstellungen, die hier natürlich auch nahe liegen, noch
ganz ab; daß der Arzt ihnen entgegentritt, versteht sich
von selbst. Aber er wird auch sonst verhindern müssen, daß
seine Kranken von ihm allzu abhängig werden. Das letzte
Ziel für jede Behandlung dieser Art ist immer: die
Therapie wie den Arzt schließlich entbehrlich,
den Kranken selbständig, zu seinem eigenen
Arzte zu machen.

Damit habe ich kurz und gewiß nicht erschöpfend über
meine eigenen psychotherapeutischen Grundsätze gesprochen.
So wie die Dinge heute liegen, ist aber damit meine Aufgabe
längst nicht erfüllt. Ein Vortrag über Psychotherapie muß
sich unbedingt zum mindesten mit der psychoanalytischen
und mit der individual-psychologischen Richtung auseinandersetzen. Hier möchte ich mir zunächst eine grundsätzliche Bemerkung erlauben.

Man kann darüber streiten, wie weit der einzelne Forscher bei wissenschaftlichen Meinungsverschiedenheiten überhaupt objektiv zu bleiben vermag; aber man kann nach meiner Überzeugung darüber nicht verschiedener Meinung sein,
daß ein Urteil über die Psychoanalyse für die heute Leben-
den immer ein subjektives sein wird. Es liegt das an dem
Inhalt dieser Lehre sowohl wie an der geschichtlichen Entwicklung, die sie genommen hat. Ja ich halte für möglich,
daß dazu noch der Gegensatz verschieden organisierter
Gehirne kommt, die durch ihre Anlage gezwungen sind, über
gewisse Dinge verschieden zu denken.

Deshalb möchte ich von vornherein erklären: ich bin ein
Gegner der psychoanalytischen Schule. Ich stehe nicht an
zu erklären, daß Freud eine der bedeutendsten geistigen Erscheinungen der letzten Jahrzehnte gewesen ist, daß man sich
beim Lesen seiner Schriften stets in der Gesellschaft eines
ungewöhnlich geistvollen und vorurteilslosen Mannes be-

findet, und daß wir ihm auf manchen Gebieten wertvolle Erkenntnisse danken. Ich füge hinzu, daß manche Ansichten, die ich für richtig halte, ohne seine Vorarbeit nach meiner Überzeugung heute noch nicht gewonnen, und daß auch meine eigenen Auffassungen von den sich widersprechenden Strömungen der menschlichen Seele, die ich Ihnen nachher entwickeln werde, ohne Freud vielleicht noch nicht möglich sein würden. Aber Freuds Dogmen lehne ich ab — von den unsinnigen Auswüchsen seiner Lehre schon gar nicht zu reden, für die manche seiner Schüler — und zwar gerade die, die er noch nicht mit dem Bannstrahl belegt hat — verantwortlich sind.

Um zunächst das psychoanalytische Verfahren zu besprechen, so bringt Freud seine Kranken in eine Ruhelage und läßt sie alles aussprechen, was an Gedanken, Erinnerungen und anderen Vorstellungen bei ihnen auftaucht. Aus diesem Rohmaterial und aus der Form, in der es gebracht wird, wobei besonders das Zögern („Widerstreben") hoch bewertet wird, zieht Freud seine Schlüsse oder, wenn man das Kind beim Namen nennen will, eigentlich immer denselben Schluß, daß nämlich hinter dem Leiden des Kranken ein sexuelles Trauma, verdrängte erotische Wünsche, jedenfalls immer die Sexualität steckt. Dabei werden namentlich auch die Träume des Kranken mit herangezogen, und zwar nicht in der Form, in der sie im wachen Bewußtsein als Erinnerung fortleben, sondern so, wie sie sich aus der Zusammensetzung der in der Psychoanalyse gelieferten Bruchstücke für Freuds Augen ergeben. — Nach persönlichen Berichten mancher Patienten, die aus der Behandlung eines Psychoanalytikers in die meine kamen, scheint übrigens doch auch der Arzt während der Analyse zu sprechen; er unterbricht den Kranken gelegentlich, entwickelt Hypothesen über das bisher Vorgebrachte und lenkt die Aufmerksamkeit auf bestimmte Punkte, die ihm wichtig erscheinen. Wie weit er damit Suggestionen erteilt, soll unten erörtert werden.

Es fragt sich nun, welche psychologischen Grundlagen diese Methode besitzt, und so werden wir auch auf die eigentliche Freudsche Lehre kurz eingehen müssen. Sie geht von einer bestimmten Auffassung vom Wesen des Unterbewußtseins aus, dessen Rolle für die Gestaltung der Persönlichkeit, für das Zustandekommen von Überzeugungen und Handlungen auch beim normalen Menschen offenbar viel größer gedacht wird als die des Bewußtseins. Nach Freud stellt das Bewußtsein nur einen kleinen Ausschnitt aus dem gesamten psychischen Geschehen dar, einen Ausschnitt, der für sich nicht verstanden werden könne und der so lange ein verzerrtes Bild von der menschlichen Seele geben müßte, als wir ihn nicht durch die unbewußten Reihen ergänzten, die den Schlüssel für dieses Verständnis enthielten. Wer aber diesen Schlüssel besäße, der begegne psychologischen Rätseln nicht mehr. Widersprüche auf seelischem Gebiet kämen in Wahrheit nicht vor, denn bei tieferer Einsicht stelle sich auch das scheinbar Absurde als sinnvoll, zweckmäßig und notwendig heraus.

Sinn, Zweck und Notwendigkeit werden dabei durch den Egoismus, durch das Lustbedürfnis des Menschen bestimmt, das mit den Realitäten des Lebens dauernd in Widerspruch gerät. Deshalb wird kein Mensch mit dem Leben so, wie es ist, fertig. Jeder Tag hinterläßt einen Rest enttäuschter Hoffnungen und nicht gelöster Konflikte, die, ins Unbewußte verdrängt, im Bewußtsein also nicht mehr erinnert werden. Vom Unterbewußtsein aus wirken aber diese verdrängten Erinnerungen vermöge des ihnen anhaftenden Unlustaffektes weiter und erzeugen auf diese Weise alle Neurosen und manche Psychosen. Aber auch beim Gesunden sind in den Erlebnissen des Traumes, sowie im Versprechen, Verschreiben, Vergessen des Tages stets unerfüllbare erotische Wünsche, sexuelle Enttäuschungen, peinliche Erinnerungen, kurz tausend Motive erkennbar, von denen das Bewußtsein unmittelbar nichts mehr erfährt. Selbst im Schlaf ist eine eigene Instanz, die „Zensur", eifrig bemüht, verdrängte Gedanken nicht ohne Verhüllung erscheinen zu lassen; sie werden entstellt und verändert, Unwesentliches wird geträumt, das als Verkleidung des eigentlich Wichtigen dient. Alle diese Schleier zu lüften ist einzig die Psychoanalyse fähig. Nur sie kann in den unzähligen Verhüllungen — das können Schmerzen, Krampfanfälle, nervöser Husten, Angstzustände, Zwangsvorstellungen, Sinnestäuschungen und Wahnideen, es können scheinbar sinnlose Träume und schließlich können es auch harmlos aussehende Äußerungen und Handlungen sein —, in den wunderlichen „Symbolen", in denen allein sich das Unbewußte nach außen zu zeigen beliebt, die Wahrheit — wie gesagt, eigentlich immer dieselbe, das Sexuelle betreffende Wahrheit — erkennen. Nur sie kann also auch die Krankheitssymptome beseitigen und den Patienten heilen. Hierzu aber ist die psychoanalytische Methode vonnöten: der Analytiker setzt die vom Kranken gelieferten sinnlosen Bruchstücke zusammen und gewinnt so ein vollständiges Bild von den im Unbewußten wirkenden Kräften. Damit aber, daß er alle diese verdrängten Bestandteile der Psyche an die Oberfläche des Bewußtseins zerrt, werden die ihnen anhaftenden, bisher „eingeklemmten" Affekte schon „abreagiert" und der Kranke von ihrem verborgenen Wühlen befreit. Besonders verschwinden so die körperlichen Symptome, die als „Symbole" für verdrängte Vorstellungen („Konversion") aufgetreten waren, und ebenso verschwindet die Angst, für die der Kranke für sich und andere längst Scheingründe zurechtgelegt hatte.

Es ist nicht leicht, dieser sich überaus dogmatisch gebärdenden Lehre gerecht zu werden. Damit, daß man die grotesken Übertreibungen, die ungeheure Überschätzung geschlechtlicher Motive, die kabbalistische Mystik und die rabulistische Spitzfindigkeit eines großen Teiles dieser Veröffentlichungen lächerlich macht, ist es nicht getan. Wer die Psychoanalyse kritisch beurteilen will, wird ihre Grundlagen auf ihre Brauchbarkeit prüfen müssen. Hier muß meines Erachtens der Anfang mit dem Begriff des Unterbewußtseins gemacht werden, mit dem Freud und seine Schüler, mit dem übrigens auch manche von seinen Gegnern dauernd ziemlich gedankenlos arbeiten. Ich darf dabei vor allem vor der Verwechslung des Unterbewußtseins im Sinne Freuds mit dem „Unbewußten" überhaupt warnen. Daß bewußte Vorgänge ständig ins Unbewußte versinken, daß alle menschlichen Triebe, Wünsche und Entschlüsse und daß alle geistigen Leistungen in letzter Linie aus dem Unbewußten geboren werden, das ist nicht zweifelhaft. Wir Mediziner sind gewöhnt, dieses Unbewußte, das in Wirklichkeit doch nur ein „Ungewußtes" und von uns nicht Verstandenes ist, als etwas Physisches zu denken und es gewissen, von bewußten seelischen Erlebnissen nicht begleiteten, zerebralen Vorgängen entsprechen zu lassen. Was Freud aber mit dem Unterbewußtsein meint, ist etwas ganz anderes. Bei ihm wird das Unbewußte rationalisiert; dieses Unterbewußtsein denkt, ja es denkt zum Teil tiefer als das Bewußtsein, immer aber, und das vor allem, egoistischer und, wenn man will, ehrlicher, und — was noch wichtiger ist — es denkt mit viel stärkerer Wirkung für unser Handeln. Erst wenn es ihm im Rahmen des sozialen Lebens gar nicht gelingt, unsere Überzeugungen und Handlungen nach seinem Willen zu lenken, treibt dieses Unterbewußtsein den Menschen in die Krankheit, in die Neurose hinein.

Nun ist es gewiß richtig, daß es auch beim Gesunden neben dem — man möchte fast sagen offiziellen — eingestandenen Bewußtsein noch ein anderes gibt, das aus Luftschlössern, Wachträumen und Wünschen besteht, ein Bewußtseinsgebiet, von dem man zumeist nicht spricht, ja an das sonst klar und praktisch denkende Menschen an den meisten Stunden des Tages auch wirklich nicht denken. Auch daß sich dieses „autistische" Denken, wie es Bleuler genannt hat, immer wieder in logische Erwägungen und in nüchterne Entschließungen hineindrängt, und daß sich die meisten Menschen über all diese Unterströmungen ihrer Seele trotzdem selten genaue Rechenschaft ablegen, auch dies gebe ich zu. Nur der echte Dichter zeigt zuweilen sein wahres inneres Wesen, und es ist sehr charakteristisch, daß auch er dazu nicht nur der Verkleidung in fremde Gestalten überhaupt, sondern häufig der Zerlegung seines Ichs in zwei getrennte Personen bedarf. Daß Goethe sowohl den Werther wie den Wilhelm Meister lebenswahr gestalten konnte, erklärt sich aus den Wandlungen seiner Persönlichkeit einfach; daß er jedoch, um auch nur die gegenwärtigen Strebungen seines Bewußtseins klar und vollkommen wahrhaft herauszustellen, Faust und Mephisto, Antonio und Tasso, Götz und Weislingen erschaffen mußte, das beweist nicht bloß die ungeheure Mannigfaltigkeit, sondern auch den unversöhnlichen Widerstreit seines eigenen Ichs.

Und dieser Widerstreit, dieser Dualismus besteht allüberall. Selbst an scheinbar einfachen und durchsichtigen Naturen läßt sich zeigen, wie man dieselbe Sache mit seinem Verstand ablehnen und mit seinem Gefühl doch glauben, denselben Menschen aus eingestandenen Gründen bewundern und aus nicht eingestandenen hassen, dasselbe Ereignis mit dem einen Teil seines Ich fürchten, mit dem anderen herbeisehnen kann. Den Verwicklungen aber und Widersprüchen, die so entstehen, wird Ibsens Wort von den „Lebenslügen" — Fontane sagt „Hilfskonstruktionen" — sicher besser gerecht als die Lehre vom Unterbewußtsein: ja selbst unsere „Stimme des Gewissens", das „Daimonion" des Sokrates oder auf der anderen Seite der böse Geist des Märchens, der dem Menschen schlechte Ratschläge „zuraunt" oder ihm verbotene Wünsche „eingibt", kommen der Wahrheit viel näher. Auch das alte γνῶθι σεαυτόν hat ja gar keinen anderen Sinn. Wenn alles, was in der Tiefe des Bewußtseins lebt, wirklich durchaus unbewußt bliebe, wieso wirken dann ganz ehrliche Selbstbekenntnisse und sehr lebenswahre Dramen so erschütternd auf uns? Sie zerren Dinge an das Tageslicht, die man herkömmlicherweise vor sich und anderen verschweigt, die aber deshalb noch lange nicht unbewußt sind. „Bisweilen scheint es," schreibt Schopenhauer, „daß wir etwas zugleich wollen und nicht wollen und demgemäß uns über dieselbe Begebenheit zugleich freuen und betrüben". Das ließe die Annahme des Unterbewußtseins immer noch zu, aber Ibsen, der in einem ganz ähnlichen Zusammenhange von „zwei Arten Willen im Menschen" spricht, läßt seine Rebekka auch über den zweiten (schlechten) Willen ausführlich berichten. Trotzdem wird sie bis dahin auch sich selbst gewöhnlich nur den einen — den guten — Willen eingestanden haben. Wieder — genau wie bei den Kranken auch — werden die Wirkungen nach außen erst so möglich.

Ausdrücke wie „Lüge" und „Heuchelei" sind in solchen Fällen vielfach zu grob. Mit der Verlegung des Problems ins Unbewußte aber wird erst recht nichts erreicht. Gerade wer das Unterbewußtsein zu rationalisieren versucht, wird ja doch weiter fragen müssen, wie denn nun all die Widersprüche, die sich im bewußten Seelenleben nicht lösen lassen, hier zustandekommen und gelöst werden, und wenn er uns nicht psychoanalytische Märchen erzählen will, wird er wieder dabei enden, daß die Rationalisierung Unsinn ist, und daß bei allen menschlichen Überzeugungen und Entschlüssen in letzter Linie nicht logische Erwägungen, sondern unberechenbare Schwankungen der Gefühle den Ausschlag geben. So kommt ja Freud zu dem Schluß: das Unbewußte sei amoralisch. Nach meiner Auffassung verdient das Bewußtsein diese Ehrenrettung nicht; die Widersprüche, die sich auch in ethischer Beziehung bei jeder einigermaßen verwickelten Persönlichkeit finden, müssen innerhalb des bewußten Seelenlebens gesucht werden. Nur pflegen wir bestimmte Seiten in dem Buch unseres Innern sehr ungern nachzulesen, und es gehört viel Selbsterkenntnis dazu, um einzusehen, daß sie doch geschrieben sind. Gorki schildert es einmal als die einzige Höllenstrafe, daß man alles sehen werde, was man bei Lebzeiten vor sich selber verborgen gehalten hätte; und selbst Freud meint, „daß niemand Lust habe, sein eigenes Unbewußtes kennen zu lernen". Damit ist doch schon zugegeben, daß man es kennenlernen könnte, wenn man nur wollte, daß es also — leider — doch nicht ganz unbewußt ist.

Man hat sich früher die Struktur der menschlichen Seele gewiß allzu einfach und durchsichtig gedacht. Man hat sich in der Psychologie wie in der Psychiatrie zu geradlinig auf das verlassen, was die Menschen sagen; man hat deshalb auch in der Hysteriefrage z. B. die Möglichkeiten: krank oder simuliert viel zu schroff gegenübergestellt. Bei den meisten menschlichen Überzeugungen und Handlungen durchkreuzen sich mehrere Motive, und den Ausschlag gibt schließlich stets nicht der logisch am besten gestützte, sondern der am stärksten von Gefühlen getragene Grund. So kommen zahlreiche Widersprüche im Leben des Menschen zustande, und diese Widersprüche finden wir in verzerrter und vergröberter

Form auch bei vielen Nervösen. Wer das Gesetzmäßige dieser Geschehnisse kennt, wird, wie gesagt, auch ohne Psychoanalyse keine Mühe haben, die Wahrheit an den Tag zu bringen und den Kranken zur Klarheit über sich selber zu führen. Natürlich werden wir dabei jede suggestive Beeinflussung vorsichtig vermeiden, und wir werden deshalb den Kranken seine quälenden Erinnerungen u. dgl. möglichst selbst finden lassen. Der Psychoanalytiker macht es umgekehrt, er erteilt seinen Kranken dauernd Suggestionen, die die Wahrheit einfach unentwirrbar machen, und er dichtet in die kranke Seele Dinge hinein, die seiner — des Arztes — eigenen psychischen Einstellung entsprechen. Die psychoanalytische Schule hat sich freilich einen nach ihrer Meinung unangreifbaren Verteidigungswall geschaffen; sie erklärt, man könnte ihr Verfahren und ihre Ergebnisse so lange nicht angreifen, als man dieses Verfahren nicht lange Zeit selbst ausgeübt habe. Der Einwand ist wohl schon deshalb nicht stichhaltig, weil ihn jeder Kurpfuscher übernehmen und die gleiche Forderung an uns stellen könnte; aber man könnte ihn trotzdem gelten lassen, wenn es den Gegnern der Freudschen Schule jemals eingefallen wäre, das von den Psychoanalytikern veröffentlichte Tatsachenmaterial irgendwie zu bestreiten. Davon ist aber selbstverständlich keine Rede; was die Kranken sagen und tun, nehmen wir alle als Tatsache hin; nur die Schlüsse, die die Psychoanalytiker unter dauernder und grundsätzlicher Verwechslung von allenfalls denkbaren und bewiesenen Zusammenhängen ziehen, nur diese Schlüsse gestatten wir uns abzulehnen.

Man braucht nicht Arzt zu sein, um zuzugeben, daß Säuglinge zuweilen an Stuhlverstopfung leiden, und es gehört nicht viel Lebenserfahrung dazu, um zu wissen, daß nervöse Damen in der Sprechstunde einmal mit den Fingern in ihre

Handtasche greifen; aber daß die Säuglinge den Stuhl zurück-
halten, um sich eine sexuelle Lustempfindung zu verschaffen,
genau so wie sie nur deshalb an der Mutterbrust trinken,
und daß die nervöse Dame — oder richtiger ihr Unterbewußtsein — mit dem Griff in die Handtasche den Koitus andeuten
will, das begreife ich nicht. Daß ein junges Mädchen träumt,
es wolle zum Bahnhof, und daß es sich dann verirrt und
schließlich in einem Walde befindet, wird Freud jedermann
glauben; aber daß der Bahnhof den „Vorhof" der Vagina
bedeutet und der Wald den Wald von Schamhaaren, das
halte ich für das Ergebnis einer vollkommen einseitigen und
durchaus abwegigen Phantasie. Und weiter: ich weiß nicht,
ob alle Menschen oder nur ein großer Teil von ihnen nach
Freud in der Kindheit den „Ödipuskomplex" durchmachen
sollen; aber wer hat überhaupt je bewiesen, daß viele Kna-
ben — daß es vorkommt, wissen wir z. B. durch Stendhal —
eine erotische Zuneigung zu ihrer Mutter und viele Mädchen
eine ähnliche Neigung zum Vater empfinden?

Sodann gehört zu den Verteidigungsmitteln der Freudschen Schule ein dialektischer Kunstgriff. Die strengen Anhänger Freuds — einen großen Teil seiner Schüler hat er
hauptsächlich aus diesem Grunde selbst mit dem Bannstrahl
belegt — führen wie gesagt nahezu alles, was sie bei Gesunden und Kranken antreffen, auf sexuelle (Kindheits-)
Erlebnisse zurück. Gegenüber literarischen Angriffen erklären
sie dann aber gelegentlich, daß sie unter dem sexuellen Lust-
gefühl etwas viel Allgemeineres verstünden als das, was man
sonst wohl Wollust nennt. Sie könnten also manche Angriffe
vermeiden, wenn sie nur auf das Wort „sexuell" in diesen
Zusammenhängen verzichten wollten. Davon sind sie aber
sehr weit entfernt und sie können es auch nicht, weil sie
nahezu aus jedem von den Kranken erwähnten oder im
Traum vorgestellten Gegenstand ein Phallussymbol machen.

Dabei werden sie ja doch wohl an das denken, was auch wir anderen Sexualität nennen.

Nun wird niemand, der Menschen zu kennen vermeint, die große Rolle der Sexualität wenigstens für alle einigermaßen jungen Menschen in Abrede stellen. In unendlich vielen Erlebnissen, Überzeugungen, Handlungen und Wünschen klingen erotische Motive mit an, und auch ihr Einfluß auf unser gesamtes Geistesleben wird sehr hoch veranschlagt werden müssen. Auch das ist zuzugeben, daß die Grenzen wenigstens feinerer erotischer Regungen anderen Gefühlen gegenüber fließende sind, und daß sich die zartesten Äußerungen der geschlechtlichen Liebe von den Zärtlichkeiten, die Eltern mit ihren Kindern und die Freundinnen untereinander austauschen, wenigstens äußerlich nicht durchaus unterscheiden. Aber mir scheint, daß das alles immer wieder nur eines beweist: daß nämlich jeder Versuch, innerhalb des Seelischen Grenzen zu ziehen, auf unüberwindbare Hindernisse stößt. Alle Lustgefühle sind miteinander verwandt, eben weil sie Lustgefühle sind. Niemand kann uns hindern, sie alle sexuelle Gefühle zu nennen, aber mit dem Phallussymbol haben die meisten darum doch nichts zu tun. Ist man sich über diese Schwierigkeit, die in der Flüssigkeit alles Seelischen und in der Unzulänglichkeit der von uns in die Psyche künstlich hineingetragenen Begriffe gegeben ist, einmal bewußt geworden, so wird man auch nicht mehr versuchen, aus allen menschlichen Beziehungen einen etwaigen erotischen Anteil herauszudestillieren oder alle wertvollen geistigen Leistungen auf die „Sublimierung“ verdrängter erotischer Wünsche zu beziehen. Noch mehr aber wird man sich scheuen, die höchsten Kunstwerke sowohl wie die zartesten menschlichen Verhältnisse mit der groben Vereinigung der Geschlechter so in einem Atemzuge zu nennen, wie es Freud und seine Anhänger bis heute immer noch tun.

Wenn die Freudsche Schule und das Freudsche Verfahren trotz dieser Ungeheuerlichkeiten gelegentlich Gutes
wirken, und wenn sie, was wichtiger und zugleich schwerer
zu erklären ist, sich einen sehr großen Anhängerkreis geschaffen haben, so hat das verschiedene Gründe. Es darf
zunächst daran erinnert werden, daß es überhaupt kein
Verfahren gibt, durch das nicht gelegentlich hysterische
Störungen beseitigt werden könnten, und daß besonders sehr
zeitraubende Maßnahmen, die dem Kranken das Gefühl einer
eingehenden Beschäftigung mit seiner Person geben, sowie
ferner solche, deren Suggestivwirkung durch allgemeines
Gerede gesteigert worden ist, gewisse Erfolge immer haben
werden. Was aber die literarischen Wirkungen angeht, die
namentlich außerhalb der Medizin recht große sind, so ist
für sie — neben den mystischen Neigungen unserer Zeit und
der Vorliebe aller Zeiten für erotisch gefärbte Literatur —
wohl auch ein negativer Grund verantwortlich zu machen:
daß sich nämlich die wissenschaftliche und besonders die
von Medizinern betriebene Psychologie allzulange im Vorhof
ihrer eigenen Wissenschaft aufgehalten und allzuviel mit rein
physiologischen Fragen beschäftigt hatte. Deshalb bestand
in weiten Kreisen längst ein Bedürfnis nach einer „Tiefen-
psychologie", wie Freud die seine nennt, nach einer wissenschaftlichen Behandlung jener seelischen Strömungen, die ja
in Romanen und Dramen von jeher ausschließlich behandelt
worden sind.

Dazu kam, daß Freud sich durch feine und zutreffende
psychologische Beobachtungen schon früher legitimiert hatte.
Seine Psychologie des Alltagslebens, die Lehre vom Versprechen und bis zu einem gewissen Grade auch die von der
Verdrängung haben mit Recht weitgehende Anerkennung
gefunden. Ja die Ehrlichkeit erfordert, auch das zuzugeben,
daß meine eigenen Anschauungen vom Dualismus der mensch-

lichen Seele, von sich durchkreuzenden Motiven und von der Neigung der meisten Menschen, eigene Überzeugungen und Handlungen durch Scheingründe zu verbrämen, erst durch Freuds Ansturm gegen frühere, allzu primitive psychologische Anschauungen vorbereitet worden sind. Aber darum braucht man Gesunden und Kranken nicht jene lächerlichen und zum Teil ungeheuerlichen Beweggründe unterzuschieben, die sich beinahe bei jeder Freudschen Analyse ergeben. Und so wird man von dem eigentlichen absurden Dogma der psychoanalytischen Schule mit seinem naiven Anspruch auf Unfehlbarkeit gewisse Denkgewohnheiten unterscheiden müssen, die durch die psychoanalytische Schule verbreitet und lediglich deshalb von den meisten Fachgenossen angenommen worden sind.

Aber die Lehre vom Unbewußten gehört dazu nicht. Alles, was an „Freudschen Mechanismen" Anerkennung verdient, läßt sich ohne diese Hypothese erklären. Daß Gefühle fortwirken, auch wenn ihr intellektueller Anlaß vergessen ist, und daß sie sich dann mit anderen Bewußtseinsinhalten verkuppeln, die zufällig mit ihnen zusammengetroffen waren, das ist im Grunde nicht wunderbarer als die Geheimnisse des Gedächtnisses, des Vergessens und der Verknüpfung seelischer Inhalte überhaupt. Und wenn im Versprechen z. B. Vorstellungen und Absichten deutlich werden, die wir eigentlich unterdrücken wollten, wenn ein Redner z. B. von unsauberen Machenschaften sagt, sie seien zum „Vorschwein" gekommen, so besteht doch gewiß kein Anlaß, den „verdrängten" Gedanken nun erst unbewußt werden zu lassen, ehe er wirkt. Und das gilt, wie gesagt, ganz allgemein. Wo wir — ich kann das heute natürlich nicht durchführen — eine bestimmte Behauptung der psychoanalytischen Schule kritisch beleuchten, da erweist sie sich entweder als unbewiesen oder, wenn sie es nicht ist, läßt sie sich ohne die Einführung des Unterbewußtseins erklären.

Von der Freudschen Lehre haben sich nun mehrere
andere Richtungen abgespalten. Die eine ist die von Jung,
der „die lächerliche und beinahe krankhafte Übertreibung
des sexuellen Gesichtspunktes" abgelehnt und so den Begriff
der Libido durch den viel allgemeineren der seelischen Triebkraft ersetzt hat. Eine andere ist die Individualpsychologie von Alfred Adler. Nach ihm entstehen nervöse
Störungen durch den Widerspruch zwischen dem Willen zur
Macht und Geltung, der alle Menschen beseelt, mit gewissen
Minderwertigkeitsgefühlen, die sich bei vielen Menschen
zeigen und gewöhnlich auf der Schwäche irgendeines Organs
beruhen. So entsteht bei dem künftigen Neurotiker eine
gewisse Unsicherheit, die er durch allerhand Mittel zu verdecken oder überzukompensieren versucht. Auch hier flüchtet
sich also wenigstens ein Teil der Psychopathen in eine Krankheit hinein, um sich so zur Geltung zu bringen. Anderen gelingt freilich die Überkompensation in einer viel erfreulicheren Weise. Sie zwingen sich — ein viel angeführtes Beispiel
ist Demosthenes — gerade deshalb zu großen Leistungen,
weil sie das Gefühl bedrückt, irgendwie minderwertig zu sein.

Diese Adlerschen Aufstellungen enthalten einen durchaus richtigen Kern. Ich selbst habe[1] seit Jahren nicht bloß
die Entwicklung der eigentlich hysterischen Konstitutionen,
sondern auch das Wesen zahlreicher anderer Psychopathien
auf den Widerstreit zurückzuführen versucht, der sich aus
einem starken Geltungsbedürfnis und dem Bewußtsein der
eigenen Unzulänglichkeit bei manchen Psychopathen ergibt.
Hierher gehören gewisse scheue Masturbanten, schüchterne
Erythrophobe, hypochondrisch ängstliche und erregbare

---

[1] Ob irgendwie, direkt oder indirekt, durch Adler beeinflußt, kann
ich nicht mehr feststellen.

Psychastheniker und manche sozial aufs schwerste behinderte Zwangskranke, die sich im Grunde doch für fähiger halten als andere, die sich zu Großem berufen und nur durch ihre Krankheit verhindert fühlen, auch wirklich etwas Großes zu leisten. Bei ihnen endet, wenn nicht ein verständiger Arzt eingreift, der Kampf mit ihrer nervösen Anlage gewöhnlich in stiller Entsagung, die freilich selten von einer gewissen Bitterkeit freibleibt. Von hysterischen Persönlichkeiten war vorhin schon die Rede. Auch sie fühlen sich insuffizient und trauen sich die Erreichung normaler Lebensziele nicht zu. Dafür erträumen sie sich um so größere Erfolge oder versuchen, diese Träume mit spezifisch hysterischen Mitteln zur Wahrheit zu machen; sie wenden sich an das Mitleid der anderen, um sie zur Beachtung zu zwingen, sie täuschen durch ihr Aufbauschen und Übertrumpfen anderen Erfolge und Vorzüge vor oder sie reden sie wenigstens sich selbst in Wachträumen und Dämmerzuständen ein. Schließlich aber begegnen wir dieser Spannung zwischen dem Bedürfnis nach Anerkennung und dem Anspruch darauf und dem Gefühl der eigenen Insuffizienz auch bei gewissen paranoischen Naturen, auf die wir namentlich in den letzten Jahren aufmerksam geworden sind, bei Menschen also, die sich deshalb leicht von anderen mißachtet oder verfolgt glauben, weil sie schüchtern, überängstlich und unsicher und doch zugleich selbstbewußt und ehrgeizig sind.

Für alle diese Fälle hat Adler sicherlich recht. Aber auch er und namentlich seine Schüler überspannen den Bogen. Die Dinge liegen wirklich nicht so, daß alle Nervosität oder, wie es nach manchen Schriften beinahe aussieht, daß jede große Leistung auf diese Weise entsteht; und ich bin recht froh, daß die Wirklichkeit etwas mannigfaltiger und verwickelter ist.

Damit bin ich nun wirklich am Ende. Nur einem Mißverständnis möchte ich noch entgegentreten. Ich habe hier von Psychopathen und von Nervösen gesprochen. Ich habe als Arzt mit ihnen natürlich am meisten zu tun. Glauben Sie aber ja nicht, daß ich die seelische Behandlung kranker Menschen nur uns Nervenärzten vorbehalten möchte oder daß ich auch nur meinte, wir müßten in jedem Falle von ihr am meisten verstehen. Kranke auch seelisch behandeln muß jeder, der Arzt sein und nicht zum Handwerker herabsinken will.

### Literatur.

(Manche Ausführungen sind meinen eigenen früheren Arbeiten wörtlich entnommen.)

Bumke: Lehrbuch der Geisteskrankheiten. München: J. F. Bergmann 1924.
— Handbuch der inneren Medizin. 2. Aufl. Herausgeg. von Bergmann und Staehelin, Bd. 5. Berlin: Julius Springer 1925/26.
— Psychologische Vorlesungen. München: J. F. Bergmann 1923.
— Das Unterbewußtsein. 2. Aufl. Berlin: Julius Springer 1926.
Gaupp: XXXIX. Deutscher Kongreß für innere Medizin. Wiesbaden 1927. Dtsch. med. Wochenschr. 1927.

Druck von Oscar Brandstetter in Leipzig.